4차 산업시대의

식생활 가이드

머리말

4차 산업혁명시대에 맞춰 국민들의 식생활 전반에 대한 관심도 건강 지향적으로 빠르게 변화되고 있다. 이러한 관심의 변화는 특정 식품의 성분에 대한 정보나 효능보다 이와 같은 식품 속의 영양소가 우리 인체에 미치는 영향과 질병 예방과의 관련성 등에 관한 변화된 정보가 중요해진 이유이기도 하다. 따라서 이 책은 4차 산업혁명에 맞춰 변화된 독자들의 요구에 부응하고자 저술하였다. 식품 속 영양소에 대한 정보뿐만 아니라 질병과 식품 섭취 패턴과의 관련성, 질병 예방을 위한 식사지침 등에 대한 다양한 정보를 제공하고자 노력하였다.

이번 새로운 교양서적을 준비하면서 무엇보다 저자들을 고민스럽게 하였던 것은 학문적인 많은 내용들을 간결하게 집약하여 교양인을 위한 정보전달 수준에 맞추는 부분이었다. 많은 학문적인 내용을 과감히 생략해야 했고, 쉽고, 재미있게 읽을 수 있도록 하기 위한 구성과 편집상의 고민도 많았음을 전하고 싶다.

탄수화물, 단백질, 지방, 비타민, 무기질과 같은 영양소에 관한 지식부분을 근거로 각 영양소와 질병, 기능성식품 등의 다양한 정보를 응용하여 잘 습득한다면, 개개인의 올바른 식생활관리에 많은 도움이 될 것이라고 확신한다.

끝으로 이 책이 나오기까지 여러모로 많은 도움을 주신 파워북 편집관계자 여러분께 감사드린다.

2019년 2월

저자대표 류혜숙

차례

CHAPTER 7 비만과 영양

CHAPTER 11 카페인과 영양

CHAPTER 12 피토케미컬

CHAPTER 13 식품첨가물

4차 산업시대의
식생활
가이드

식생활과 건강

1. 식생활과 만성질환 | 2. 건강 유지를 위한 식생활

C H A P T E R

1

현대인의 삶의 질에서 가장 중요한 것은 건강이다. 건강을 결정하는 주요인은 생활습관으로 이 중 식사, 음주, 흡연 등의 식생활이 가장 많은 영향을 준다. 부적절한 식생활은 영양결핍에 따른 면역기능 저하로 감염성질환을 유발할 수 있고, 영양과잉에 따른 비만, 심장질환, 당뇨병, 암 등과 같은 만성질환을 유발할 수 있다.

현대인들의 '삶의 질'에서 가장 중요한 것은 건강이다. 세계보건기구WHO, World Health Organization는 '건강health이란 단지 질병이 없거나 허약하지 않은 상태를 뜻하는 것이 아니고, 육체적 · 정신적 · 사회적으로 완전히 양호한 상태를 의미한다'라고 정의하고 있다.

건강을 결정하는 주요인그림 1-1은 생활습관으로 올바른 식생활, 규칙적인 운동, 적당한 음주, 금연, 긍정적인 마음가짐은 잘못된 식생활과 스트레스 등으로 반건강인 상태에 있는 현대인을 건강하게 바꿔줄 수 있다그림 1-2.

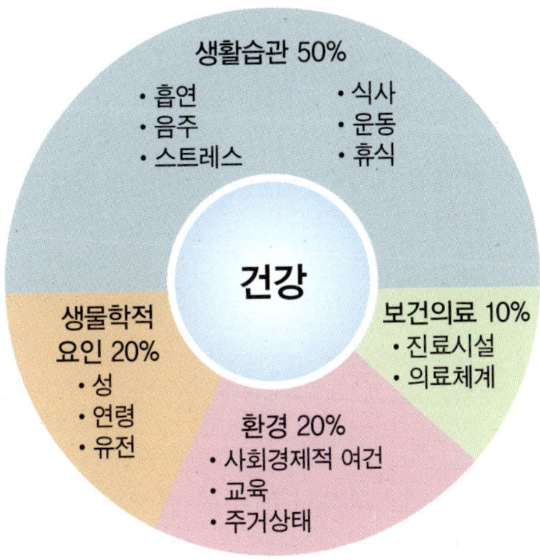

그림 1-1 건강을 결정하는 주요인

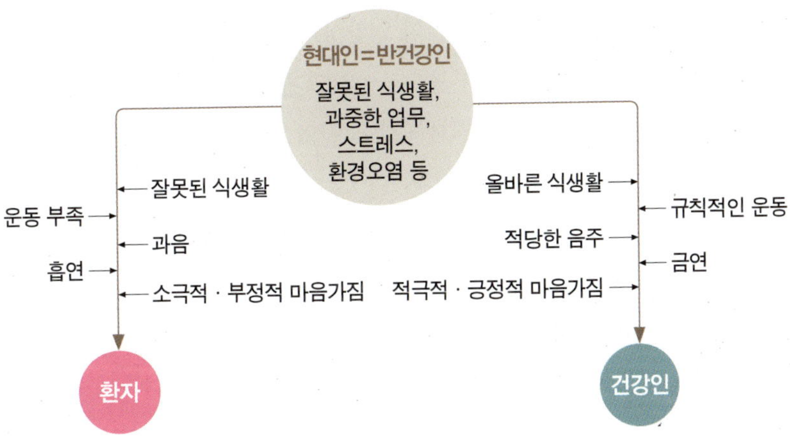

그림 1-2 현대인의 건강상태

식생활로부터 우리는 생명을 유지하는 데 필요한 영양분을 공급받는다.
영양분의 역할은 다음과 같다.

- 신체활동을 위한 에너지를 공급한다.
- 신체를 구성하는 성분이 된다.
- 여러 신체기능을 조절하여 정상적인 생활이 되도록 한다.

부적절한 식생활은 영양결핍이나 영양과잉을 일으키며, 이들은 질병의 발생과 깊은 관련이 있다.

- 영양결핍은 면역기능을 저하시켜 장티푸스, 천연두와 같은 감염성질환에 의한 사망률을 높인다.
- 영양과잉은 비만, 심장질환, 당뇨병, 암과 같은 만성질환을 유발한다.

1. 식생활과 만성질환

비만, 고혈압, 당뇨병, 고콜레스테롤혈증 등의 만성질환의 발생은 잘못된 식습관, 흡연, 음주, 운동부족 등의 그릇된 생활양식에서 기인하므로 우리가 주의를 기울이면 예방할 수 있는 질병이다.

- 급격한 생활환경의 변화는 사람들의 영양상태를 전반적으로 개선시켰으나 영양불균형에 의한 만성질환의 유병률표 1-1은 크게 증가시켰다.
- 2014년도 국민건강영양조사 결과에서 성인의 23.6%가 2개 이상의 만성질환을 가지고 있는 것으로 나타났다.
- 성인과 노인에게 발생률이 높으며, 전체 진료비 부분 1위를 차지한 질병은 식생활과 관련이 많은 '본태성일차성고혈압530만 명, 2조 5,446억 원'으로 나타났으며, 2위는 만성신장질환, 3위는 인슐린-비의존성 당뇨병으로208만 명, 1조 3,501억 원 전체 진료비의 36.7%를 차지하였다.

- 비만, 당뇨병, 고콜레스테롤혈증은 심혈관질환의 선행질환으로 나타났으며, 연령이 증가할수록 심뇌혈관질환과 관련된 선행질환 유병률이 뚜렷히 증가하는 것으로 나타났다 표 1-1.

표 1-1 만성질환 유병률 (단위 : %(S.E))

산출지표		1998	2001	2005	2007	2008	2009	2010	2011	2012	2013	2014
비만	전체	29.1	32.7	34.8	34.6	32.9	34.0	33.9	34.2	35.4	34.6	32.9
		(0.7)	(0.8)	(0.9)	(1.2)	(0.8)	(0.7)	(0.8)	(0.9)	(1.0)	(0.8)	(0.9)
	남자	26.8	33.6	37.6	37.8	36.6	37.8	38.7	37.7	37.9	40.0	39.4
		(1.0)	(1.2)	(1.3)	(1.8)	(1.1)	(1.0)	(1.3)	(1.4)	(1.4)	(1.2)	(1.2)
	여자	30.5	32.2	31.4	30.3	28.5	29.5	28.5	30.1	32.2	28.2	25.7
		(0.9)	(1.0)	(1.1)	(1.4)	(1.0)	(1.0)	(1.0)	(1.0)	(1.3)	(0.9)	(1.1)
고혈압	전체	29.9	28.6	28.0	24.6	26.3	26.4	26.9	28.5	29.0	27.3	25.5
		(0.7)	(0.8)	(0.8)	(1.1)	(0.6)	(0.6)	(0.7)	(0.6)	(0.9)	(0.8)	(0.8)
	남자	32.5	33.2	31.5	26.9	28.1	30.4	29.3	32.9	32.2	32.4	29.8
		(1.1)	(1.3)	(1.1)	(1.6)	(1.0)	(1.0)	(1.1)	(1.0)	(1.3)	(1.1)	(1.3)
	여자	26.9	25.4	23.9	21.8	23.9	22.2	23.9	23.7	25.4	22.2	21.0
		(0.8)	(1.0)	(0.9)	(1.2)	(0.7)	(0.8)	(0.7)	(0.8)	(1.1)	(0.8)	(0.7)
당뇨병	전체	11.6	8.6	9.1	9.6	9.7	9.6	9.7	9.8	9.0	11.0	10.2
		(0.5)	(0.5)	(0.5)	(0.7)	(0.4)	(0.5)	(0.5)	(0.6)	(0.5)	(0.5)	(0.5)
	남자	13.5	9.5	10.5	11.8	10.6	10.7	11.0	11.9	10.1	12.8	12.6
		(0.8)	(0.8)	(0.7)	(1.1)	(0.6)	(0.6)	(0.8)	(0.8)	(0.7)	(0.8)	(0.9)
	여자	9.8	7.9	7.7	7.3	8.5	8.4	8.3	7.6	8.0	9.1	7.9
		(0.6)	(0.6)	(0.6)	(0.8)	(0.6)	(0.5)	(0.6)	(0.5)	(0.6)	(0.7)	(0.5)
고콜레스테롤혈증	전체	–	–	8.0	10.7	10.9	11.5	13.5	13.8	14.5	14.9	14.6
		–	–	(0.4)	(0.7)	(0.5)	(0.5)	(0.6)	(0.5)	(0.6)	(0.6)	(0.7)
	남자	–	–	7.2	9.3	9.5	10.8	13.0	12.6	12.2	13.6	13.9
		–	–	(0.6)	(1.1)	(0.7)	(0.7)	(0.9)	(0.9)	(0.8)	(0.8)	(1.0)
	여자	–	–	8.4	11.6	11.9	11.9	13.4	14.9	16.4	15.9	15.0
		–	–	(0.6)	(1.1)	(0.6)	(0.7)	(0.7)	(0.7)	(0.9)	(0.8)	(0.8)

궁 · 금 · 해 · 요!

한국인의 주요 사망 원인 및 사망률

***

2015년 한국인의 3대 사망원인은 암, 심장질환, 뇌혈관질환 순으로 나타났으며 계속 증가 추세에 있다. 이러한 질환의 증가는 잘못된 식습관, 음주, 흡연 등의 관리가 여전히 미흡하기 때문에 발생한 결과라고 할 수 있다.

2015년 한국인의 주요 사망 원인 및 사망률 (인구 10만 명당 명)

순위	대분류	사망률	소분류	사망률
1	암	150.8	폐암 간암 위암 내장암	34.1 22.2 16.7 16.4
2	순환기계통 질환	116.9	심장질환 뇌혈관질환 고혈압성질환	55.6 48.0 9.9
3	사고	56.5	자살 운수사고	26.5 10.9
4	호흡기계통 질환	54.6	폐렴 만성하기도질환	28.9 14.8
5	소화기계통 질환	23.0	간질환	13.4
6	내분비 및 대사성 질환	22.9	당뇨병	20.7

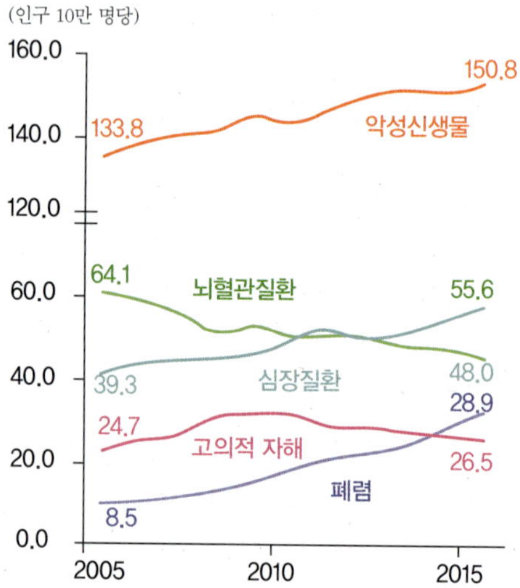

출처 : 국가통계포털(2005~2015).

식생활과 관련된 만성질환의 증가와 감소요인은 **표 1-2**와 같으며, 이들의 예방과 관리를 위해 바람직한 식생활의 실천이 반드시 필요하다.

- 남녀 사망률의 1위를 차지하고 있는 악성신생물암을 발생시키는 식생활 관련 요인으로 에너지 및 지질 섭취와 짠 음식 및 절인 음식 섭취의 증가, 알코올, 흡연, 스트레스 등이 있다.
- 악성신생물 발생의 20~30%가 식생활 관련 요인으로, 특히 채소와 과일의 섭취 부족, 동물성 식품의 섭취 증가로 인하여 발생하는 대장암 및 췌장암의 많은 증

표 1-2 식생활 관련 만성질환의 증가 및 감소요인

만성질환	증거	식생활 관련	
		증가요인	감소요인
암	확정요인	• 과체중(식도, 대장, 유방, 신장, 자궁암) • 음주(인두, 후두, 식도, 간, 유방암)	운동(대장암)
	가능요인	가공육(대장암), 염장식품 또는 식염(위암), 뜨거운 음식(구강, 인두, 식도암)	채소 및 과일류(구강, 식도, 위, 대장암), 운동
비만	확정요인	고에너지 저미량영양소 식사	운동, 고섬유식
	가능요인	고에너지 지방식사, 고당음료	모유 수유
심혈관질환	확정요인	포화지방산, 트랜스지방산, 식염, 과체중	운동, 필수지방산, 칼륨, 채소, 과일, 생선유, 절주
	가능요인	콜레스테롤 섭취, 커피	불포화지방산, 섬유소, 전곡, 종실, 엽산
당뇨	확정요인	복부비만, 운동부족, 임신성 당뇨	과체중군의 체중감소, 운동
	가능요인	포화지방산, 태아성장 부진	고섬유식
골다공증	확정요인	과음, 저체중	비타민 D, 칼슘, 운동
	가능요인	식염, 고단백질 및 저단백질 섭취	채소, 과일, 콩류, 적당한 음주

출처 : 신말식 외 5인(2016).

가율이 그 증거라고 할 수 있다.

- 남녀 사망률의 2위를 차지하고 있는 심장질환은 포화지방산과 콜레스테롤을 비롯한 지방 섭취의 과다, 식이섬유 섭취의 감소, 채소 및 과일의 섭취 부족과 관련이 많은 것으로 나타났다.

2. 건강 유지를 위한 식생활

1) 균형 잡힌 식사하기

식품을 골고루 섭취하면 필요한 영양소를 얻을 수 있다. 그리고 같은 식품군에 속한 식품일지라도 그 종류에 따라 영양소 함량에 차이가 있을 수 있으므로 일상 식생활에서 같은 식품군 내에 있는 여러 가지 식품들을 변경하여 골고루 섭취해야 한다.

따라서 균형 잡힌 식사란 매끼 식사에 모든 영양소가 적당하게 포함되어 있는 식사를 말한다. 이를 실천하기 위해 식사구성안, 식품구성자전거를 활용하면 좋다.

(1) 식사구성안

식사구성안은 건강한 일반인들이 한국인 영양소 섭취기준을 만족하면서 쉽고 올바르게 실천할 수 있도록 어떤 식품을, 얼마만큼, 어떻게 먹어야 하는지에 대한 식사계획의 지침을 제안한 것이다.

- 식품에 함유된 영양소의 특성에 따라 6가지 기초식품군곡류, 고기·생선·달걀·콩류, 채소류, 과일류, 우유 및 유제품류, 유지 및 당류으로 나누었다.
- 각 식품군에 속하는 식품들에 대하여 한 번에 섭취하는 1인 1회 분량serving size을 정했다표 1-3.
- 각 식품군에 포함된 식품들을 하루에 섭취해야 할 횟수권장식사 패턴를 제시하였다표 1-4.

표 1-3 식품의 1인 1회 분량

식품군	1인 1회 분량					
곡류 (300kcal)	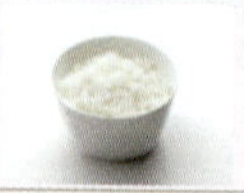	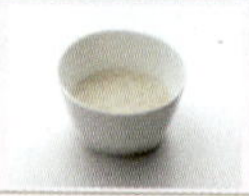	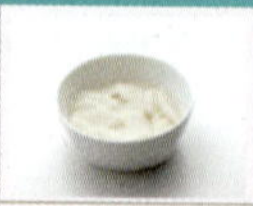	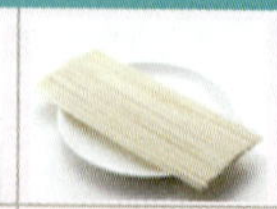	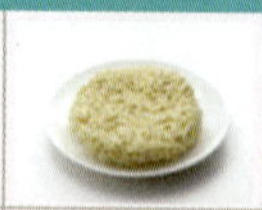	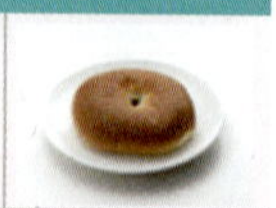
	쌀밥 (210g)	백미 (90g)	가래떡 (150g)	국수 말린 것 (90g)	라면사리 (120g)	팥빵 (80g)

식품군	1인 1회 분량					
곡류 (300kcal)	고구마 (70g)*	감자 (140g)*	옥수수 (70g)*	시리얼 (30g)*	식빵 (35g)*	과자 (30g)*
고기 · 생선 · 달걀 · 콩류 (100kcal)	돼지고기 (60g)	돼지고기 삼겹살(60g)	쇠고기 (60g)	닭고기 (60g)	소시지 (30g)	햄 (30g)
	고등어 (60g)	명태 (60g)	참치통조림 (60g)	오징어 (80g)	바지락 (80g)	새우 (80g)
	어묵 (30g)	멸치 말린 것 (15g)	명태 말린 것 (15g)	오징어 말린 것 (15g)	달걀 (60g)	두부 (80g)
	대두(20g)	잣(10g)	땅콩(10g)*			
채소류 (15kcal)	당근(70g)	양배추(70g)	오이(70g)	무(70g)	애호박(70g)	콩나물(70g)
	부추(70g)	풋고추(70g)	상추(70g)	시금치(70g)	토마토(70g)	양파(70g)
	마늘 (10g)	배추김치 (40g)	총각김치 (40g)	열무김치 (40g)	깍두기 (40g)	표고버섯 (30g)

식품군	1인 1회 분량					
채소류 (15kcal)	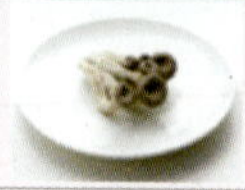	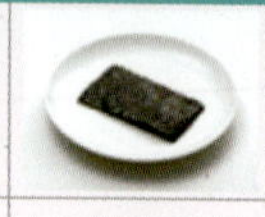				
	느타리버섯 (30g)	김(2g)				
과일류 (50kcal)	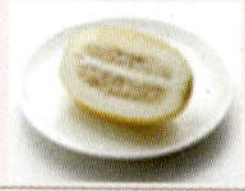	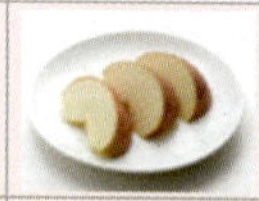	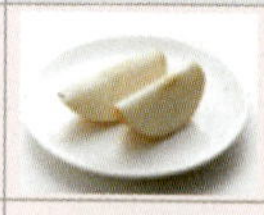	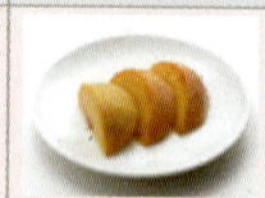	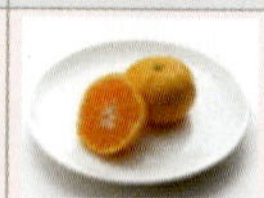	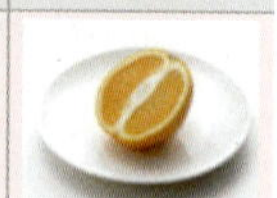
	참외(150g)	사과(100g)	배(100g)	복숭아(100g)	귤(100g)	오렌지(100g)
	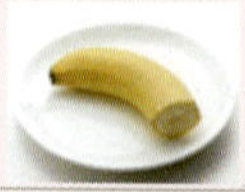	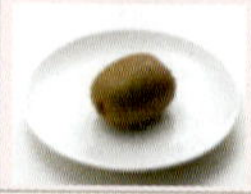	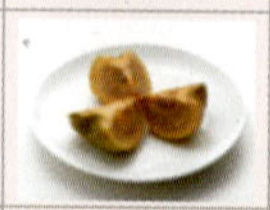	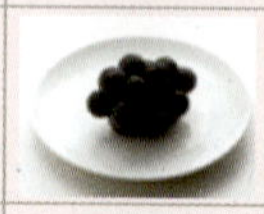		
	바나나 (100g)	키위 (100g)	감 (100g)	포도 (100g)		
	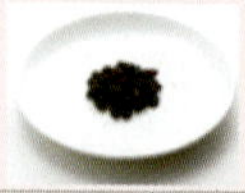	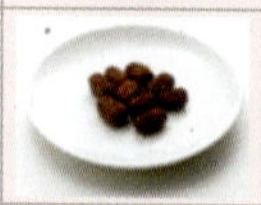	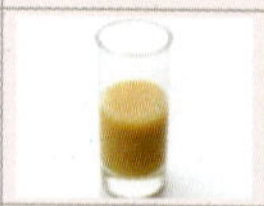			
	건포도 (15g)	대추 말린 것(15g)	과일주스 (100mL)			
우유·유제품류 (125kcal)	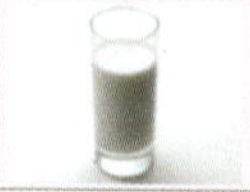	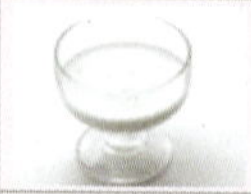	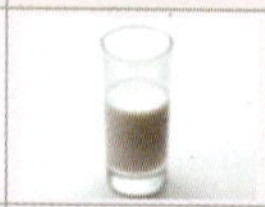	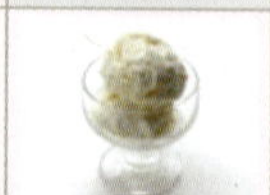	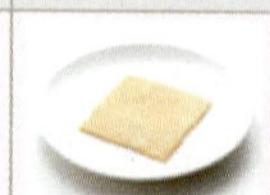	
	우유 (200mL)	호상요구르트 (100g)	액상요구르트 (150mL)	아이스크림 (100g)	치즈 (20g)*	
유지·당류 (45kcal)	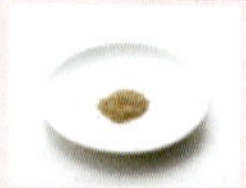	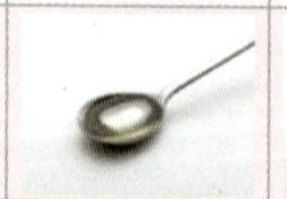	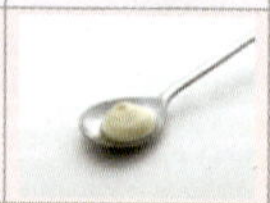	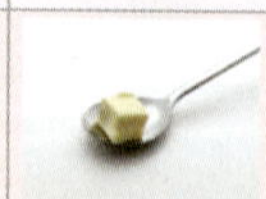		
	깨(5g)	콩기름(5g)	마요네즈(5g)	버터(5g)		
	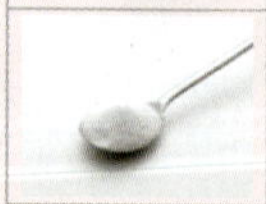	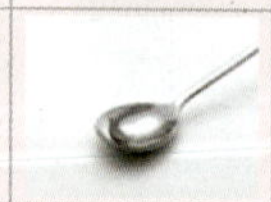	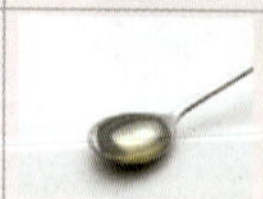			
	설탕(10g)	물엿(10g)	꿀(10g)			

* 0.3회

출처 : 보건복지부 · 한국영양학회(2015).

:: 표 1-4 생애주기별 1인 1회 분량의 섭취횟수

성별(kcal) 식품군	남자			여자		
	청소년 (2,600A)	성인 (2,400B)	노인 (2,000B)	청소년 (2,000A)	성인 (1,900B)	노인 (1,600B)
곡류	3.5	4	3.5	3	3	3
고기 · 생선 · 달걀 · 콩류	5.5	5	4	3.5	4	2.5
채소류	8	8	8	7	8	6
과일류	4	3	2	2	2	1
우유 · 유제품류	2	1	1	2	1	1
유지 · 당류	8	6	4	6	4	4

- A타입은 우유-유제품을 2회 섭취하는 어린이와 청소년을 기준으로 설정
- B타입은 우유-유제품을 1회 섭취하는 성인을 기준으로 설정

(2) 식품구성자전거

- 식품구성자전거란 일반인들에게 균형식의 의미를 알리기 위해 우리가 주로 먹고 있는 식품들의 종류와 영양소 함유량이 비슷한 것끼리 묶어서 5가지 식품군을 자전거의 바퀴 면적으로 배분한 형태이며, 그림 1-3과 같다.

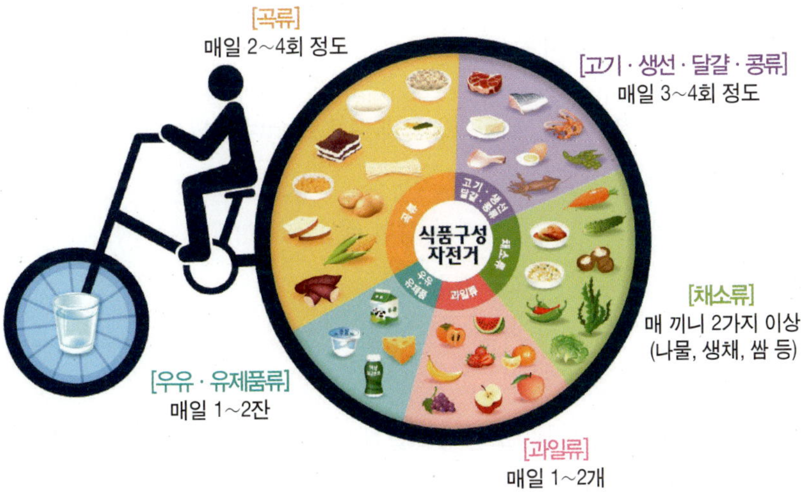

:: 그림 1-3 식품구성자전거

- 5가지 식품군의 섭취뿐만 아니라 수분 섭취의 중요성과 적절한 운동 개념이 도입되어 비만을 예방하자는 메시지를 전달하고 있다.
- 가장 많이 섭취해야 하는 곡류의 바퀴 면적이 가장 넓으며, 각 식품군이 차지하는 면적은 권장섭취량을 의미한다.
- 2015년 제정에서 '유지 및 당류'를 제외하고 5가지 식품군으로 변경하였다.

2) 다양한 종류의 식품 섭취하기

한 가지 식품으로 모든 영양소의 필요량을 충족시킬 수 없으므로 다양한 식품의 섭취를 통해 필요한 영양소를 골고루 공급하여 상호 보완효과를 얻을 수 있다.

- 같은 고기류에 포함된 쇠고기, 돼지고기, 닭고기의 영양소 함량에도 차이가 있다.
- 완전식품인 달걀의 경우도 비타민 C와 칼슘을 거의 공급하지 못한다.

3) 적당한 양 섭취하기

적절한 양의 섭취는 모든 영양소를 너무 많거나 적지 않게 필요한 양만큼 골고루 섭취할 수 있도록 식품의 섭취량을 조절해야 한다.

(1) 한국인 영양소 섭취기준

- 한국인의 건강증진 및 질병 예방을 목적으로 에너지 및 영양소의 적정 섭취수준을 나타냈다.
- 2005년 만성질환과 영양소 과다 섭취 예방을 고려하여 4가지평균필요량, 권장섭취량, 충분섭취량, 상한섭취량 기준으로 제정했다.
- 2015년 국가 차원에서 처음으로 '한국인 영양소 섭취기준Dietary Reference Intakes'을 제정했다.
- 개인의 경우 권장섭취량 또는 충분섭취량과 비슷하게 섭취하도록 계획한다.

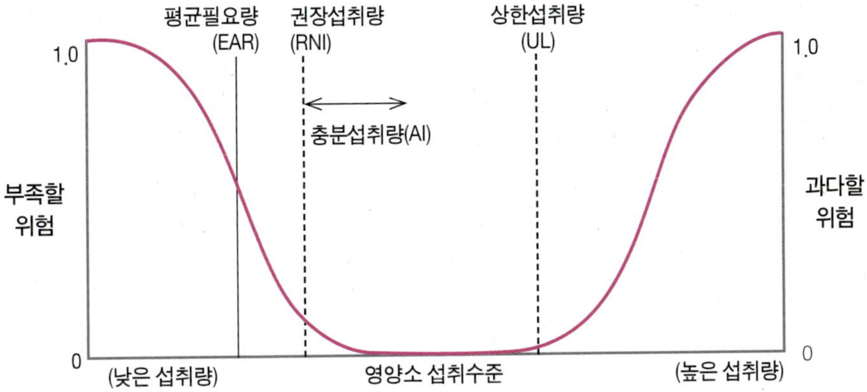

- 평균필요량EAR, Estimated Average Requirement : 건강한 사람들의 절반에 해당하는 사람의 일일 필요량을 충족시키는 영양소 섭취 수준
- 권장섭취량RI, Recommended Intake : 대다수 사람의 필요 영양섭취량을 말하는 것으로 평균필요량의 2배의 표준편차를 더해서 계산된 수치
- 충분섭취량AI, Adequate Intake : 영양소 필요량에 대한 정확한 자료가 부족한 경우 건강한 사람들에서 부족할 확률이 낮은 영양소 섭취량
- 상한섭취량UL, Tolerable Upper Intake Level : 인체 건강에 유해영양이 나타나지 않는 최대 영양소 섭취수준

그림 1-4 한국인 영양소 섭취기준

출처 : 보건복지부 · 한국영양학회(2015).

표 1-5 2015 한국인 영양소 섭취기준의 설정 현황

영양소		영양소 섭취기준			
		평균필요량	권장섭취량	충분섭취량	상한섭취량
에너지	에너지	○[1]			
다량영양소	단백질	○	○		
	아미노질	○	○		
	식이섬유			○	
	수분			○	
지용성비타민	비타민 A	○	○		○
	비타민 D			○	○
	비타민 E			○	○
	비타민 K			○	

영양소		영양소 섭취기준			
		평균필요량	권장섭취량	충분섭취량	상한섭취량
수용성비타민	비타민 C	○	○		○
	티아민	○	○		
	리보플라빈	○	○		
	니아신	○	○		○
	비타민 B_6	○	○		○
	엽산	○	○		○
	비타민 B_{12}	○	○		○
	판토텐산			○	
	비오틴			○	
다량무기질	칼슘	○	○		○
	인	○	○		○
	나트륨			○	○[2)]
	염소			○	
	칼륨			○	
	마그네슘	○	○		○
미량무기질	철	○	○		○
	아연	○	○		○
	구리	○	○		○
	불소			○	○
	망간			○	○
	요오드	○	○		○
	셀레늄	○	○		○
	몰리브덴	○	○		○
	크롬			○	

1) 에너지 필요추정량
2) 목표섭취량
출처 : 보건복지부 · 한국영양학회(2015).

(2) 6가지 기초식품군

6가지 기초식품군에 포함된 영양소와 식품명, 음식명은 **표 1-6**과 같다.

- 곡류는 가장 많이 섭취하고 있으며, 탄수화물의 급원식품이다. 탄수화물은 우리 몸과 뇌에 에너지를 공급하지만 지나치게 섭취하면 비만을 유발한다.
- 고기·생선·달걀·콩류는 단백질의 급원식품이며, 우리 몸의 근육과 혈액을 만들고 호르몬 및 효소기능을 조절하고 성장발달에 관여한다.
- 채소 및 과일류는 비타민과 무기질을 공급하는 급원식품이며, 우리 몸의 기능과 성장을 조절하며 질병 및 변비 예방에 도움을 준다.
- 우유 및 유제품은 칼슘의 급원식품이며, 골격과 치아를 형성하고 근육운동에 관여한다.
- 유지 및 당류는 가장 적게 섭취하고 있으며 지방을 공급하는 급원이며, 우리 몸의 에너지를 공급하고 체온 유지 및 신체보호에 관여하며 많이 섭취하면 비만과 충치를 유발할 수 있다.
- 물은 우리 몸의 70% 이상을 차지하고 있으며, 신체 내에서 영양소와 노폐물을 운반하는 수송의 역할을 하고 체온조절기능 및 산염기 평형을 유지한다.

표 1-6 6가지 기초식품군

식품군	영양소	품목	식품명(예)	음식명(예)
곡류	탄수화물	곡류	쌀, 보리쌀, 찹쌀, 현미	쌀밥, 보리밥, 현미밥, 잡곡밥
		면류	면	칼국수, 우동, 냉면, 스파게티
		감자류	감자, 고구마	감자채볶음, 찐 고구마
고기·생선·달걀·콩류	단백질	육류	쇠고기, 돼지고기, 닭고기	버섯불고기, 제육떡볶음, 닭간장조림
		어패류	갈치, 삼치, 고등어, 오징어, 새우	갈치구이, 고등어무조림, 오징어볶음
		난류	달걀, 메추리알	달걀말이, 메추리알조림
		콩류	검정콩, 대두, 두부	두부조림, 콩자반

식품군	영양소	품목	식품명(예)	음식명(예)
채소류	무기질 및 비타민	채소류	시금치, 고추, 깻잎, 부추, 배추, 호박, 오이, 콩나물, 양파, 당근	시금치나물, 배추된장무침, 콩나물무침, 호박볶음
		해조류	다시마, 미역, 파래, 김	파래무침, 김구이
		버섯류	느타리, 양송이, 팽이, 표고	느타리양파볶음, 버섯전
과일류	무기질 및 비타민	과일류	사과, 귤, 바나나, 배, 딸기	제철과일, 과일샐러드
우유·유제품	칼슘	우유	우유	우유
		유제품	치즈, 요구르트(호상), 요구르트(액상)	치즈, 요구르트(호상), 요구르트(액상)
유지·당류	지질	유지류	버터, 마요네즈, 참기름	–
	탄수화물	당류	꿀, 설탕, 시럽	–

출처 : 보건복지부 · 한국영양학회(2015).

(3) 에너지 적정비율

에너지 적정비율AMDR, Acceptable Macronutrient Distribution Range은 만성질환과 영양 불균형의 위험성을 줄이고 충분한 필수영양소를 섭취할 수 있도록 탄수화물, 단백질, 지질의 에너지 섭취 적정범위를 제시하였다.

표 1-7 에너지 적정비율

영양소	에너지 적정비율
	19세 이상
탄수화물	55~65%
단백질	7~20%
지질	15~30%

출처 : 보건복지부 · 한국영양학회(2015).

4) 국민 공통 식생활지침

- 보건복지부는 농림축산식품부, 식품의약품안전처와 공동으로 국민의 건강하고 균형 잡힌 식생활을 지원하기 위해 '국민 공통 식생활지침'이란 가이드라인을 제정·발표했다.
- 정부부처에 분산되어 있는 지침을 종합하여, 균형 있는 영양소 섭취, 올바른 식습관, 한국형 식생활, 식생활 안전 등을 종합적으로 고려하여 바람직한 식생활을 위한 기본적인 수칙을 도출하였다그림 1-5

국민 공통 식생활지침

- 쌀, 잡곡, 채소, 과일, 우유, 유제품, 육류, 생선, 달걀, 콩류 등 다양한 식품을 섭취한다.
- 아침밥을 꼭 먹자.
- 과식을 피하고 활동량을 늘리자.
- 덜 짜게, 덜 달게, 덜 기름지게 먹자.
- 단 음료 대신 물을 충분히 마시자.
- 술자리를 피하자.
- 음식은 위생적으로, 필요한 만큼만 마련하자.
- 우리 식생활을 활용한 식생활을 즐기자.
- 가족과 함께 하는 식사횟수를 늘리자.

그림 1-5 국민 공통 식생활지침

출처 : 보건복지부 · 농림축산식품부 · 식품의약품안전처(2016).

나의 식생활 평가표

나의 식생활은 올바른지 평가해봅시다.

	평상시 나의 식생활	예(5점)	가끔(3점)	아니오(1점)
1	하루 3번 식사를 하는 날이 일주일에 5일 이상이다.	예 ○	가끔 ○	아니오 ○
2	식사 속도는 평균 10분 이상이다.	예 ○	가끔 ○	아니오 ○
3	식사 시 국과 김치를 제외한 3가지 이상의 반찬을 먹는다.	예 ○	가끔 ○	아니오 ○
4	과식하지 않는다.	예 ○	가끔 ○	아니오 ○
5	영양소를 고려한 균형 잡힌 식사를 한다.	예 ○	가끔 ○	아니오 ○
6	잡곡밥을 거의 매일 먹는다.	예 ○	가끔 ○	아니오 ○
7	육류나 달걀을 일주일에 5번 이상 먹는다.	예 ○	가끔 ○	아니오 ○
8	어패류(생선, 오징어, 조개 등)를 일주일에 3번 이상 먹는다.	예 ○	가끔 ○	아니오 ○
9	김치를 제외한 채소, 해조류, 버섯 등을 매 끼니 먹는다.	예 ○	가끔 ○	아니오 ○
10	과일을 매일 먹는다.	예 ○	가끔 ○	아니오 ○
11	우유나 유제품(요구르트, 치즈) 등을 매일 먹는다.	예 ○	가끔 ○	아니오 ○
12	외식할 때 음식이 짜다고 느낀다.	예 ○	가끔 ○	아니오 ○
13	심하게 탄 부분은 먹지 않는다.	예 ○	가끔 ○	아니오 ○
14	곰팡이가 핀 음식은 먹지 않는다.	예 ○	가끔 ○	아니오 ○
15	밑반찬, 젓갈류, 자반 등의 짠 음식을 매일 섭취한다.	예 ○	가끔 ○	아니오 ○
16	뜨거운 음식을 즐겨 먹는다.	예 ○	가끔 ○	아니오 ○
17	지방이 많은 육류(삼겹살, 갈비 등)는 3일에 1회 이상 먹는다.	예 ○	가끔 ○	아니오 ○
18	외식 시 숯불구이나 고깃집을 1주일에 1회 이상 간다.	예 ○	가끔 ○	아니오 ○
19	육가공품(햄, 베이컨, 소시지 등)이나 라면, 인스턴트식품을 1주일에 3회 이상 먹는다.	예 ○	가끔 ○	아니오 ○

평상시 나의 식생활		예(5점)	가끔(3점)	아니오(1점)
20	단 음식(아이스크림, 케이크, 스낵, 탄산음료, 꿀, 엿, 설탕 등)을 매일 섭취한다.	예 ○	가끔 ○	아니오 ○

[평가 결과]

평가기준	평가내용
80~100점	지금까지의 식생활이 양호하다고 할 수 있다. 즉, 건강을 유지하고 암을 예방할 수 있는 식생활을 하고 있다고 생각하면 된다. 앞으로도 현재의 식생활을 유지하면서 암 예방을 위한 식생활지침을 실천해 가기 바란다.
60~79점	지금까지의 식생활에 큰 문제는 없으나 좋지 않은 식습관도 존재한다. 암 예방 및 건강한 삶을 위해 식생활 개선의 노력이 필요하며 암 예방을 위한 식생활지침을 염두에 두고 생활하기 바란다.
0~59점	지금까지의 식생활에 문제가 있으며, 이러한 식생활을 계속할 경우 암에 걸릴 위험이 높다. 또한 나쁜 식습관은 다른 만성질병을 일으킬 수도 있다. 지금까지의 식생활에 대해 반성을 하면서 암 예방을 위한 식생활지침에 따라 현재의 식생활을 변화시키기 바라며, 식생활전문가와 상담하길 권장한다.

출처 : 국가암정보센터 홈페이지.

4차 산업시대의
식생활
가이드

CHAPTER 2

탄수화물, 지방, 단백질

1. 탄수화물 | 2. 식이섬유소 | 3. 지질 | 4. 단백질

C H A P T E R

2

사람이 생명을 유지하기 위해 필요한 영양소는 5가지 영양소와 물이다. 식품의 구성 성분으로 존재하는 수분, 탄수화물, 지방, 단백질, 무기질, 비타민 등 모든 영양소는 섭취되어 소화과정을 거쳐 매우 작은 분자 상태로 체내에 흡수된다.

사람이 생명을 유지하기 위해 필요한 영양소는 5가지 영양소와 물이다. 탄수화물, 지방, 단백질, 무기질, 비타민의 5가지 영양소와 물은 식품의 구성 성분으로 존재하고, 이 중 탄수화물, 단백질, 지방은 3대 열량 영양소로서 체내에서 에너지를 낸다. 이들은 식품이나 음식의 형태로 섭취되어 다양한 소화과정을 거친 후 흡수되며 체내에서 각각의 고유한 작용을 한다.

이렇게 우리가 식사로부터 얻는 영양소는 에너지를 공급하는 열량소, 신체를 구성하는 구성소와 신체 내의 여러 가지 기능을 조절하여 정상적인 생활이 이루어지도록 하는 조절소로 나뉜다.

표 2-1 영양소의 종류

<table>
<tr><th>탄수화물</th><th>지방</th><th>단백질</th><th>물</th></tr>
<tr><td>포도당, 과당, 갈락토스</td><td>리놀레산, 리놀렌산, 아라키돈산</td><td rowspan="3">트레오닌, 이소루신, 루신, 리신, 트립토판, 발린, 페닐알라닌, 메티오닌, 히스티딘, 아르기닌</td><td rowspan="3">수분</td></tr>
<tr><td>서당, 맥아당, 유당</td><td>EPA, DHA</td></tr>
<tr><td>올리고당, 전분, 식이섬유</td><td>중성지방, 인지질, 콜레스테롤</td></tr>
<tr><th colspan="2">비타민</th><th colspan="2">무기질</th></tr>
<tr><td>수용성</td><td>지용성</td><td>다량</td><td>미량</td></tr>
<tr><td>비타민 C, B군</td><td>비타민 A, D, E, K</td><td>칼슘, 인, 마그네슘, 나트륨, 칼륨, 염소</td><td>철, 아연, 요오드, 셀레늄, 구리, 불소, 망간, 몰리브덴, 코발트, 크롬</td></tr>
<tr><td colspan="4">피토케미컬(생리활성물질)</td></tr>
<tr><td colspan="4">카로티노이드, 플라보노이드, 폴리페놀 화합물, 이소플라본, 인돌, 루테인, 사포닌, 레스베라트롤, 안토시아닌 등</td></tr>
</table>

1. 탄수화물

탄수화물은 '당질'이라고도 하며 우리가 주식으로 하는 쌀, 보리, 밀, 옥수수, 감자, 고구마 등 식물성 식품에 많이 함유되어 있다. 탄수화물은 식물의 광합성 작용에 의해 뿌리, 열매, 줄기나 잎에 전분이나 섬유소의 형태로 저장된다. 당질은 에너지 섭취량의 60% 이상을 공급하는 가장 중요한 에너지 급원이다.

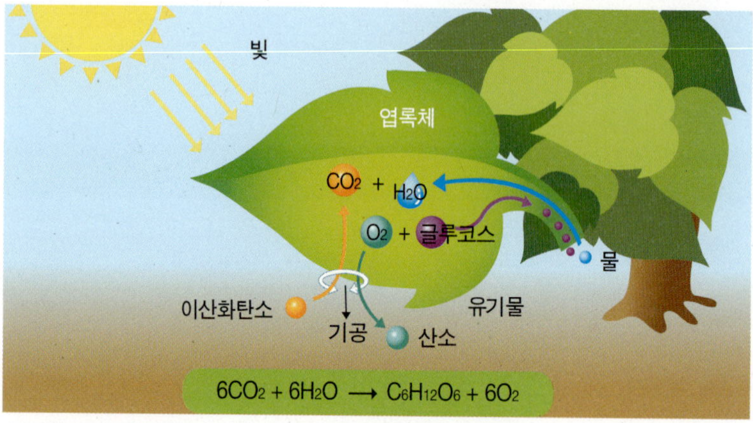

그림 2-1 식물의 광합성작용

1) 탄수화물의 종류

(1) 단당류 : 탄수화물의 기본단위, 한 개의 단당류로 이루어진 당류

- 포도당glucose : 포도에 많이 들어 있다고 하여 붙은 이름으로, 체내에서 전분이 소화되어 생성된다. 혈액 중에 존재하는 당 성분으로 혈당이라고도 한다.
- 과당fructose : 과일과 꿀에 들어 있으며 당류 중 가장 단맛이 강하다. 청량음료나 가공식품에 많이 사용되는 고과당 콘시럽high-fructose corn syrup에 함유되어 있다.
- 갈락토스galactose : 동물의 유즙, 우유나 유제품에 들어 있으며, 뇌와 신경을 형성하는 구성 성분으로 단맛이 약하다.

알아두기

고과당 콘시럽

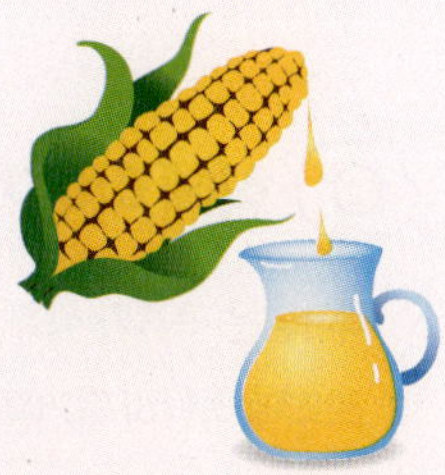

단맛을 내기 위해 가장 많이 이용되는 당류는 설탕인데, 설탕을 만들기 위한 사탕수수나 사탕무는 전 세계인의 단맛을 충족시킬 만큼 풍부하지 않기 때문에 옥수수의 전분을 분해하여 콘시럽을 생산하여 이용한다. 그럼 왜 고과당 콘시럽일까? 옥수수는 생산량이 높으며, 옥수수의 알갱이는 물을 제외한 나머지 84%가 탄수화물로 이를 분해하면 단맛을 내는 콘시럽을 생산할 수 있다. 그러나 콘시럽은 당도가 설탕의 약 60% 정도밖에 되지 않기 때문에 단맛이 가장 강한 과당을 첨가하여 당도를 높여 준다. 그래서 단맛이 필요한 청량음료, 잼, 젤리 등의 식품에 붙은 라벨에 '고과당 콘시럽'이라고 쓰여 있는 것이다.

(2) 이당류 : 두 개의 단당류로 이루어진 당류

- 서당sucrose : 설탕을 말하며 포도당과 과당으로 구성되어 있고, 사탕수수나 사탕무에 많이 함유되어 있다.
- 맥아당maltose : 2개의 포도당으로 구성되어 있으며, 곡류가 발아하거나 전분이 가수분해되어 만들어진다.
- 유당lactose : 포도당과 갈락토스로 구성되어 있으며, 동물의 유즙에 주로 들어 있다.

(3) 올리고당 : 3~10개의 단당류로 이루어진 당류

- 올리고당oligosaccharide은 3~10개의 단당류로 구성되며, 대부분 사람의 소화효소에 의해 분해되지 않지만, 대장에 있는 박테리아에 의해 분해되어 가스를 생성한다.
- 프락토올리고당, 이소말토올리고당, 갈락토올리고당 등이 있다.
- 체내에서 다양한 생리기능을 하는 프락토올리고당과 같은 기능성 올리고당은 대장 내의 유익한 균총인 비피도박테리아를 활성화시킨다.

• 설탕과 비슷한 단맛을 가진 저에너지 감미료이며 세포막의 당지질과 당단백의 구성 성분으로 세포의 인식기능에 관여한다.

식혜 이야기

맥아당은 곡류가 싹을 틔우기 위해 발아할 때 효소에 의해 생성되는 당이다. 보리에 적당히 물기를 주어 싹을 틔운 것을 엿기름이라 하며, 이 엿기름을 우려낸 물은 식혜나 조청, 엿, 고추장의 주원료로 쓰인다. 즉, 곡류의 구성 성분인 다당류(전분)가 엿기름 속의 아밀로스 분해효소amylase에 의해 맥아당이나 포도당과 같은 당류로 분해된다. 맥아당이 들어 있는 대표적인 식품은 식혜로 밥에 있는 전분을 엿기름물 속 효소로 분해하여 발효시켜서 만드는 것이다.

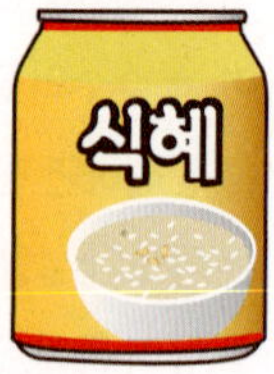

조청과 엿

식혜와 같은 방법으로 쌀, 수수, 좁쌀, 옥수수 등의 곡류를 익혀서 엿기름물을 부어 삭힌 후 베자루에 담아 눌러 짜서 나온 뽀얀 당화액을 계속 저으면서 고으면 조청이 되고, 이를 더 고아서 엿을 만든다.

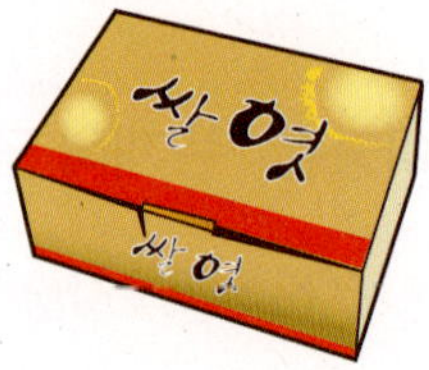

기능성 올리고당 이야기

서당, 유당, 전분으로부터 각각의 효소를 처리한 프락토올리고당, 갈락토올리고당, 이소말토올리고당 등을 말한다. 이들은 프리바이오틱스prebiotics라고도 하는데, 우리 몸의 소화효소에 의해서는 분해되지 않으나 장내 비피더스균의 성장을 촉진하는 물질이다. 이들은 기능성 식품재료로서 여러 기능성 식품이나 다이어트 식품에 사용된다.

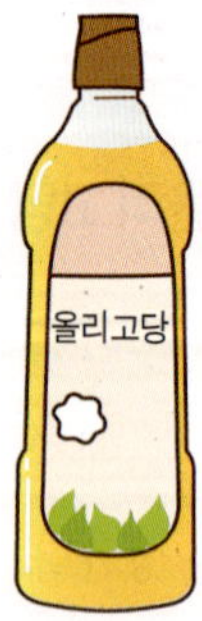

- 대장 내 유익한 비피더스균을 활성화시켜 장의 건강을 증진시켜 준다.
- 설탕과 비슷한 단맛을 가진 저에너지 감미료로 사용된다.
- 혈청 콜레스테롤 저하, 혈당 개선 등 생리적 기능이 있다.
- 칼슘과 마그네슘의 흡수를 도와준다.

(4) 다당류 : 1,000개 이상의 단당류로 구성된 당류

다당류polysaccharide는 보통 1,000개 이상의 단당류로 구성되며, 전분처럼 소화가 되는 소화성 다당류와 섬유질처럼 소화되지 않는 난소화성 다당류가 있다.

- 전분starch : 식물의 저장물질로서 식물이 성장하면서 포도당이 중합되어 전분의 형태로 저장된다. 식물성 전분에는 아밀로스amylose와 아밀로펙틴amylopectin 2가지의 형태가 있다. 찹쌀과 같은 찰전분은 아밀로펙틴으로 구성되며, 감자, 식빵, 파스타, 멥쌀 등의 메전분은 아밀로스와 아밀로펙틴이 1 : 4의 비율로 들어 있다.
- 식이섬유소dietary fiber : 식이섬유는 셀룰로스, 헤미셀룰로스, 펙틴, 리그닌, 검류 등이며 인체의 소화효소에 의해 분해되지 않기 때문에 대변으로 배설된다. 식이섬유소의 급원은 도정하지 않은 전곡류, 과일, 채소 등이다. 소와 같은 반추동물의 위에는 식이섬유소를 분해하는 셀룰레이스cellulase가 존재하기 때문에 풀만 먹고도 충분한 에너지를 얻을 수 있다.
- 글리코겐glycogen : 인체와 동물의 체내에 저장되는 다당류로서 포도당으로 구성되어 있는 동물성 전분이며, 글리코겐은 아밀로펙틴과 유사한 구조이지만 가지가 더 많고 짧다.

2) 탄수화물의 체내 기능

(1) 에너지 공급

일반적으로 우리가 섭취하는 총에너지의 50~70%는 탄수화물이 차지하며, 탄수화물 1g당 4kcal의 에너지를 공급한다. 전분과 같은 다당류나 당류는 소화·분해과정을 거쳐 포도당으로 전환되어 신체에 에너지를 공급한다. 특히, 두뇌나 적혈구는 주로 포도당을 주요 에너지원으로 사용한다.

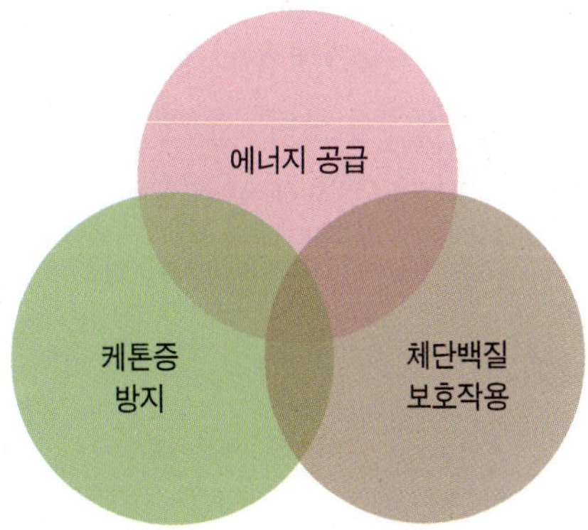

그림 2-2 탄수화물의 체내 기능

(2) 체단백질 보호작용(단백질 절약작용)

우리 몸은 탄수화물을 충분히 섭취하지 못하면 신체 근육조직의 단백질을 우선적으로 분해하여 포도당을 만들어 에너지원으로 사용한다. 그러므로 적절히 탄수화물을 섭취하면 에너지원으로 근육을 소모시키는 것을 방지함으로써 체단백질을 보호한다. 만약 체중조절을 위한 저열량식이나 기아상태가 지속되면 신체는 근육조직의 단백질을 분해하여 포도당을 만들어 이용하기 때문에 체단백질이 급격히 손실되어 약해진다.

(3) 케톤증 방지

탄수화물이 매우 적고 단백질과 지방으로 구성된 식사를 계속하면 지방의 불완전한 분해가 일어나고 지질대사의 중간산물인 케톤체아세토아세트산, β-하이드록시부티르산, 아세톤가 증가하여 혈액과 조직에 축적되는데, 이를 케톤증이라 한다. 적절한 탄수화물의 섭취는 지질의 정상적인 산화에 필수적이며, 케톤증을 예방하기 위한 탄수화물의 최소 섭취량은 하루 100g 정도밥 한 공기는 70g의 탄수화물 함유이다.

3) 탄수화물 섭취와 관련된 건강문제

(1) 당뇨병

당뇨병은 다식많이 먹고, 다뇨소변량이 많고, 다갈갈증을 많이 느끼는의 증상이 나타나는 대사성질환이다. 섭취한 탄수화물은 소화되어 포도당으로 분해된 후 혈액으로 유입되는데, 혈액에 있는 포도당은 인슐린에 의해 세포 내로 이동되어 이용된다. 인슐린은 췌장에서 분비되는 혈당조절 호르몬으로 인슐린이 부족하거나 효율적으로 사용되지 못하는 경우에 혈액에 있는 포도당은 세포 내로 들어가지 못하여 고혈당증이 되고 소변으로 당이 배설된다. 결과적으로 혈액 중에는 포도당이 많지만 세포가 이용하지 못하므로 아무리 식사를 해도 우리 몸은 배고픈 상태가 되어 영양소 대사의 장애가 발생한다.

표 2-2 정상인과 당뇨환자의 혈당 변화

구분	공복 시	식사 후 2시간
정상	< 110	< 140
당뇨	> 126	> 200

알아두기

현미와 혈당지수

당뇨환자에게 현미밥이 좋은 것으로 알려져 있다. 당뇨환자는 혈당관리가 매우 중요한데, 섭취하는 탄수화물의 종류에 따라 섭취했을 때의 혈당에 미치는 영향이 다르기 때문이다. 식후 포도당의 혈당지수GI, Glycemic Index를 100이라고 보았을 때 백미는 70~79, 현미는 60~69 정도이며 찐 감자와 찐 고구마도 혈당지수가 각각 87~101, 50~60으로 다르다. 혈당지수가 낮은 대표적인 식품은 콩류로 혈당지수가 약 10~19 정도이며, 혈당 개선을 위해서 당뇨환자는 혈당지수가 낮은 식품을 섭취하도록 권장한다.

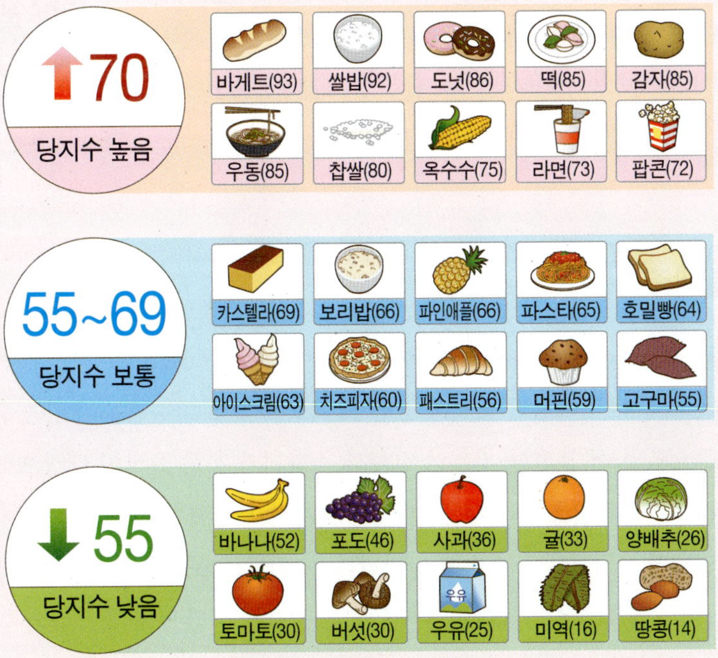
70
당지수 높음
바게트(93)
쌀밥(92)
도넛(86)
떡(85)
감자(85)
우동(85)
찹쌀(80)
옥수수(75)
라면(73)
팝콘(72)
55~69
당지수 보통
카스텔라(69)
보리밥(66)
파인애플(66)
파스타(65)
호밀빵(64)
아이스크림(63)
치즈피자(60)
패스트리(56)
머핀(59)
고구마(55)
55
당지수 낮음
바나나(52)
포도(46)
사과(36)
귤(33)
양배추(26)
토마토(30)
버섯(30)
우유(25)
미역(16)
땅콩(14)

혈당지수에 따른 식품의 분류

알아두기

인공감미료와 영양감미료

인공감미료는 당뇨병 환자를 포함하여 설탕의 섭취를 줄이려는 사람들에게 도움이 되는 감미료이다. 식품의약품안전처에서 허가된 인공감미료는 아스파탐, 사카린, 아세설팜 칼륨, 수크랄로스의 4가지이다. 이 중 아스파탐만 칼로리의 형태로 몸에 에너지를 공급할 수 있는 영양가 있는 감미료이며 나머지 3가지는 칼로리가 없다. 이들은 설탕에 비해 100~600배 강하여 다량 섭취하면 건강에 해로울 수 있다.

영양감미료로는 고과당 콘시럽, 벌꿀, 단풍시럽, 당알코올 등이 있다. 당알코올인 솔비톨, 말티톨, 자일리톨 등은 식물에서 자연적으로 만들어지는 단맛의 알코올이며 단맛은 설탕의 반 정도이다. 이들은 단순당에 비해 천천히 흡수되어 포도당으로 전환되며 약 3kcal의 열량을 낸다. 당알코올은 알코올의 성질을 띠고 있어 껌을 씹게 되면 입 안의 온도를 1℃ 정도 낮추어 주어 시원한 청량감을 준다.

솔비톨

솔비톨은 물과 잘 결합하기 때문에 여러 가지 가공식품, 화장품, 치약 등의 안정성을 유지해 주고 부드러운 촉감을 내는 데 주로 사용된다. 하지만 바로 이러한 성질 때문에 다량 섭취하면 장에 물이 많아져 설사제와 같은 역할을 하여 설사를 유발할 수 있다.

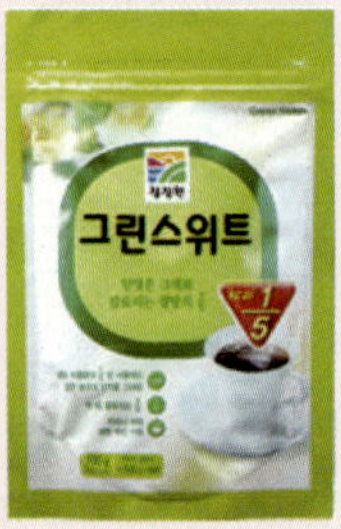

(2) 유당불내증

유당불내증lactose intolerance은 장내에 유당을 분해하는 효소lactase는 부족한데, 유당이 함유된 우유나 유제품을 많이 먹었을 때 복통, 가스, 설사 등을 보이는 증상이다. 유당불내증으로 속이 불편한 것은 소장에서 소화되지 못한 유당이 대장으로 이동하여 박테리아에 의해 발효되기 때문이다. 전 세계적으로 백인보다는 흑인, 아시아인, 아프리카인에게 유당불내증이 많이 나타난다. 그러므로 유당 함유 식품과 다른 식품을 함께 섭취하면 소화율이 높아지기 때문에 식사하는 동안 우유를 조금씩 함께 마시거나, 치즈나 요구르트 등 유산균에 의해 유당이 분해되어 발효된 유제품, 유당이 제거된 우유 등을 이용하는 것이 좋다.

(3) 설탕의 과잉 섭취와 충치

치아의 표면을 덮고 있는 에나멜질 또는 치아 법랑질이 손상되어 충치가 생기는 것을 치아우식증이라고 한다. 원인은 치아 표면에 생성된 세균막의 플라크 때문으로, 플라크를 생성하고 있는 구강세균*Streptococcus mutans*에 의해 음식물 찌꺼기 중 설탕 · 전분 등을 분해하여 산acid을 생성시키고, 이 산이 에나멜질을 공격하여 충치가 생긴다.

당류가 많이 함유된 음식과 음료수, 입 안에서 당류로 변할 수 있는 음식, 캐러멜 · 초콜릿 · 사탕과 같이 입 안에서 쉽게 제거되지 않고 달라붙어 있는 충치 유발성 식품의 섭취를 자제하는 것이 좋다. 예방법으로 입 안에서 빗자루와 같은 기능을 할 수 있는 섬유소가 많이 함유된 채소나 과일 같은 거친 음식을 섭취하여 플라크의 생성을 억제하거나, 설탕이 많이 들어간 간식을 섭취한 후에는 물로 헹구어 내거나 양치질을 하는 것이 좋다.

알아두기

자일리톨과 충치 예방

충치균은 설탕이나 전분 같은 6탄당을 이용하여 산을 생성하여 충치를 발생시키지만 자일리톨은 5탄당 알코올이기 때문에 충치균이 분해시킬 수 없어서 충치를 발생시키지 않고 플라크 양을 줄여 주며 충치균의 숫자도 감소시킨다.

자일리톨은 양치질 후와 자기 전에 섭취하는 게 가장 효과적이다. 양치질한 후 자일리톨을 섭취하면 구강 내의 충치균이 설탕으로 착각하고 자일리톨을 열심히 섭취하지만 에너지로 이용할 수 없기 때문에 영양분이 부족해진 충치균이 죽게 되는 것이다. 즉, 양치질을 하여 치아를 깨끗이 한 후 자기 전에 자일리톨을 섭취하는 것은 충치균을 8시간 동안 고문하는 것과 같다.

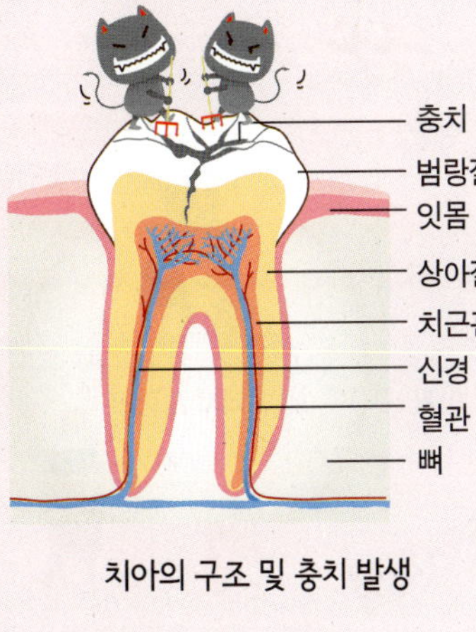

치아의 구조 및 충치 발생

4) 탄수화물 급원식품 및 권장량

- 탄수화물의 급원식품은 쌀밥, 국수, 식빵, 옥수수, 떡류, 감자, 고구마 등의 전분 및 곡류이며 이는 한국인의 주식이다.
- 밥 한 공기210g에 약 70g의 탄수화물이 함유되어 있으므로 탄수화물의 섭취가 용이하다.
- 여대생 권장량인 1,900kcal를 기준으로 할 경우 65%인 1,235kcal를 탄수화물 300g로 섭취하고, 남자 대학생의 권장량인 2,400kcal의 경우 65%인 1,560kcal

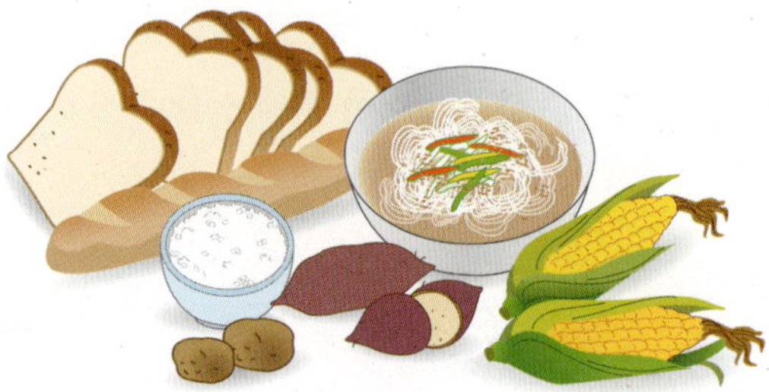

∷ 그림 2-3 탄수화물 급원식품

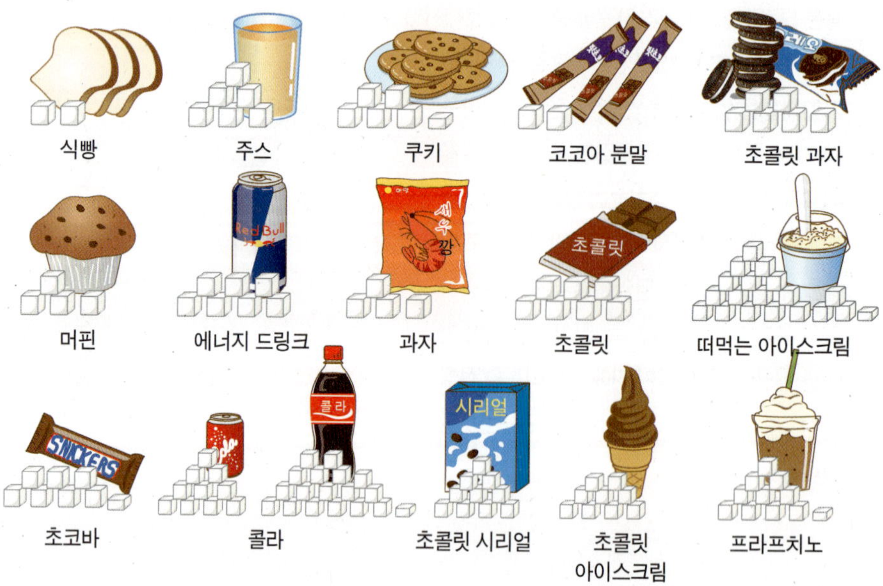

∷ 그림 2-4 식품 중 함유된 설탕의 함량

를 약 390g의 탄수화물로 섭취하는 것이 바람직하다.

• 최근 가공식품의 섭취량이 늘어나면서 단순당질인 설탕의 하루 섭취량은 약 50g에 이르며 이는 각설탕 12.5개에 해당한다.

알아두기

무가당 주스에서 '무가당'의 의미

무가당이란 당을 더 첨가하지 않았다는 뜻이지 당이 전혀 없다는 뜻은 아니다. 신선한 오렌지 100g으로 주스를 만들 경우 오렌지 자체의 당은 10.5g이지만, 당을 첨가한 가당 주스의 당은 12.4g이 된다. 그러므로 무가당 주스라 하더라도 오렌지 자체에 함유되어 있는 당은 포함되어 있는 것이지 당이 없는 것은 아니다.

영양성분

1회 분량 1개(122g)
총 1회 분량(122g)

1회 제공량당 함량		%영양소기준치
열량	515kcal	
탄수화물	80g	24%
식이섬유	00g	00%
당류	35g	
단백질	11g	18%
지방	17g	34%
포화지방	7g	47%
트랜스지방	00g	
콜레스테롤	00mg	00%
나트륨	2,370g	117%

%영양소 기준치 : 1일 영양소 기준치에 대한 비율

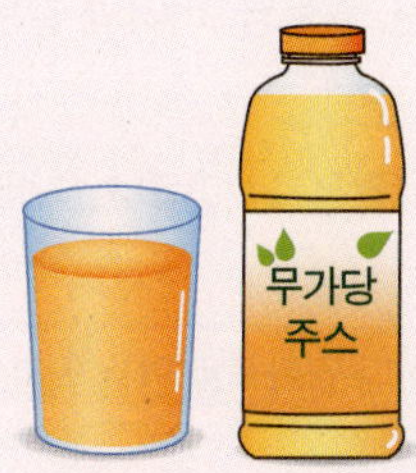

탄산음료

콜라, 사이다, 향이 있는 탄산음료(1캔) 중에는 26~33g의 당이 함유되어 있다. 그러므로 하루에 음료 1캔씩을 매일 먹을 경우 1년에 5kg 이상 체중이 증가한다.

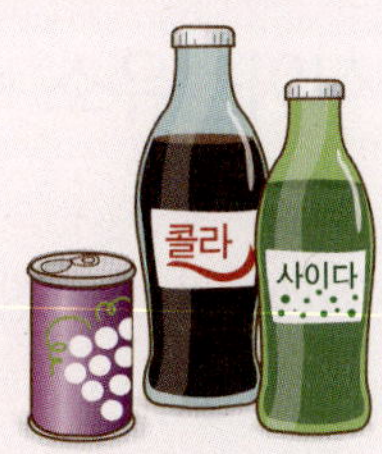

흰우유와 향미우유

흰우유 1컵에는 9g의 당이 함유되어 있지만 향미우유(딸기우유, 바나나우유, 초코우유) 1컵에는 19~20g의 당이 들어 있다. 이 양은 콜라나 사이다의 당 함량과 비슷하다.

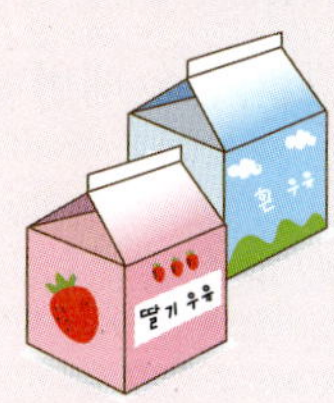

알아두기

Empty calorie food란?

청량음료나 설탕, 술, 스낵류와 같이 비타민, 무기질, 단백질 등의 영양소는 거의 함유하지 않으면서 고에너지를 내는 식품을 empty calorie food텅빈 열량식품라 한다. 주로 가공된 탄수화물과 지방에서 칼로리를 얻는다.

예를 들어, 소주와 함께 삼겹살과 밥을 경우 알코올이 가장 먼저 칼로리로 소모되어 삼겹살과 밥에 들어 있는 탄수화물, 단백질, 지방의 에너지를 그대로 남겨 우리 몸에 축적된다. 최근 이러한 empty calorie food의 섭취가 증가되고 있는데, 이는 비만의 원인이 되고, 비타민, 무기질 등 인체에 필요한 필수영양소의 결핍을 일으킨다.

- 설탕, 꿀, 고과당 콘시럽 등을 다량 함유한 식품
- 맥주, 소주, 위스키와 같은 술
- 마가린, 쇼트닝, 버터와 같은 지방, 초콜릿
- 라면과 같은 즉석면류나 스낵류 등의 가공식품
- 흰쌀이나 밀가루로 만든 떡볶이

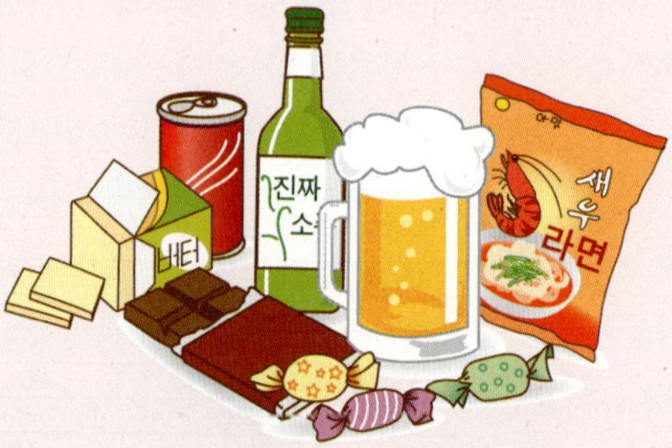

대표적인 empty calorie food

2. 식이섬유소

식이섬유소는 예전에는 인체에 흡수가 되지 않아 영양학적 가치가 없는 불필요한 존재로 취급하였다. 그러나 최근에는 기능성식품에 대한 관심이 높아지면서 탄수화물, 단백질, 지방, 비타민, 무기질, 물과 함께 '제7의 영양소'라고 부른다. 식이섬유소의 주요 기능은 배변활동 개선, 콜레스테롤 조절, 식후 혈당 상승 억제 등이다.

1) 식이섬유소란?

- 전분처럼 소화되는 다당류 외에 섬유질처럼 소화되지 않는 다당류를 식이섬유소라 하며 불용성 식이섬유소와 수용성 식이섬유소로 나뉜다.
- 섬유질은 식품 내에 존재하는 식이섬유소와 식품에 첨가되는 기능성 섬유소가 있는데, 섬유소란 식이섬유소와 기능성 식이섬유소를 모두 합친 것을 의미한다.
- 인체의 장에는 섬유소를 소화할 수 있는 효소가 존재하지 않으므로 체내에서 이용할 수는 없지만 건강에 필요하다.

2) 식이섬유소의 종류

(1) 불용성 식이섬유소

- 물에 녹지 않으며 종류로는 셀룰로스, 헤리셀룰로스, 리그닌 등이 있다.
- 밀, 보리, 현미 등의 곡류 바깥층에 주로 존재하며 브로콜리의 질긴 섬유에도 존

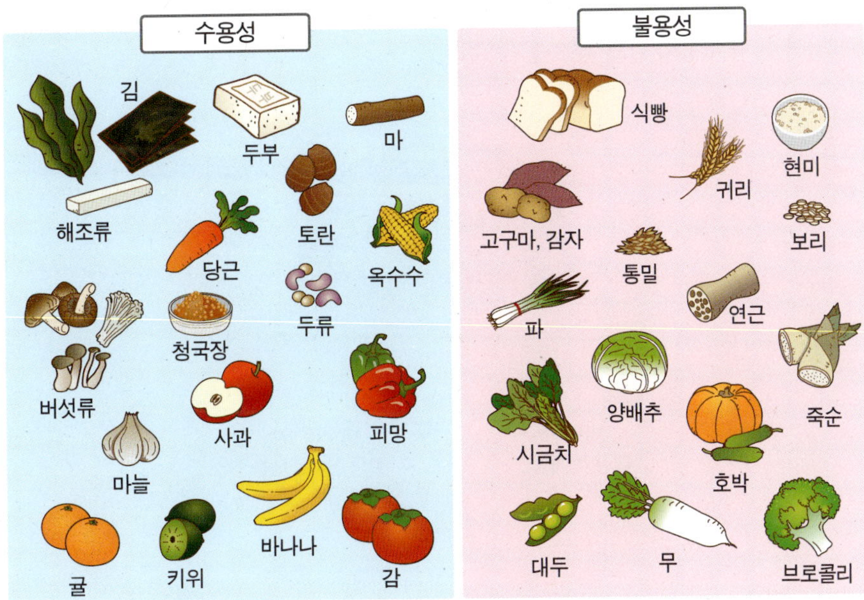

⁘ 그림 2-5 수용성 및 불용성 식이섬유의 급원식품

재한다.

• 소화관 내의 체류시간을 단축시키고, 변의 양을 증가시킨다.

(2) 수용성 식이섬유소

• 물속에서 녹거나 팽윤되어 식물세포가 서로 붙어 있도록 시멘트 역할을 하는 것으로 종류로는 펙틴, 검, 해조다당류가 있다.
• 과일, 채소, 두류, 쌀겨나 샐러드드레싱, 아이스크림, 잼, 젤리 등에 함유되어 있다.
• 만복감을 부여하며 포도당의 흡수 지연, 혈청 콜레스테롤의 농도는 낮춰준다.

3) 식이섬유소의 체내 기능

(1) 비만 방지와 당뇨병 조절

섬유질이 많이 포함된 식이는 음식물이 위장에 머무는 시간을 연장시키고 천천히 소화 · 흡수되도록 함으로써 포만감을 주어 체중조절에 도움을 준다.

특히, 혈당 상승을 억제하여 주므로 혈당조절이 용이하다. 당뇨환자가 식이섬유소를 섭취하면 당뇨병의 완화에 도움을 준다.

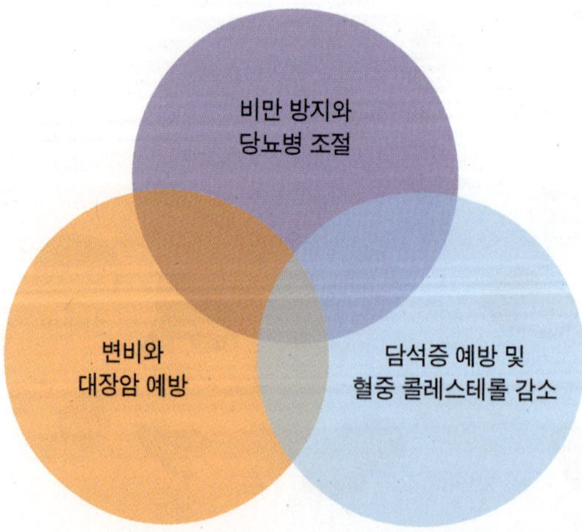

그림 2-6 식이섬유소의 체내 기능

(2) 변비와 대장암 예방

셀룰로스와 헤미셀룰로스 같은 불용성 식이섬유소는 변의 양을 증가시킨다. 충분한 섬유질을 섭취했을 때 수분을 흡수하고 그 결과 변의 용적이 커지고 부드러워지기 때문이다. 또한 장내 연동운동을 활발하게 촉진하여 장내 통과시간을 단축시키므로 변비나 대장암을 감소시켜준다.

만약 섬유질을 적게 섭취하면 변은 작고 단단해져 변비가 생기는데, 변의 배설을 위해 무리하게 압력을 가하다 보면 대장벽의 일부에 게실이 만들어져 게실증이 유발될 수도 있다.

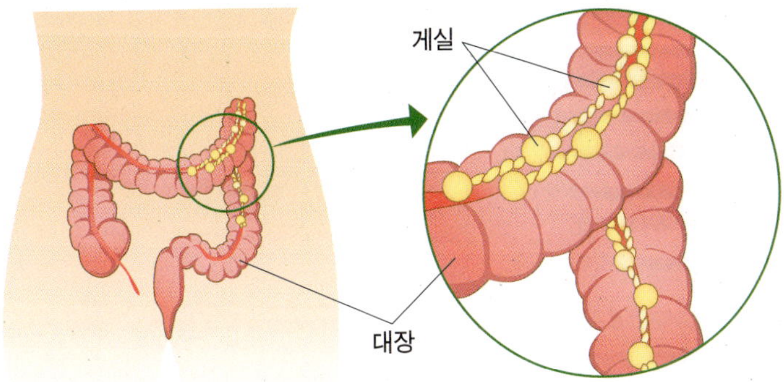

그림 2-7 다발성 게실염

(3) 담석증 예방 및 혈중 콜레스테롤 감소

수용성 식이섬유소는 변으로 담즙산이 배설되는 것을 증가시키고 소장 벽을 통해 재흡수되는 담즙산의 양을 감소시킴으로써 담석이 형성되는 것을 예방한다. 또한 담즙산의 원료인 콜레스테롤의 이용을 증가시키고 콜레스테롤과 함께 배출되어 혈중 콜레스테롤의 농도를 낮춘다.

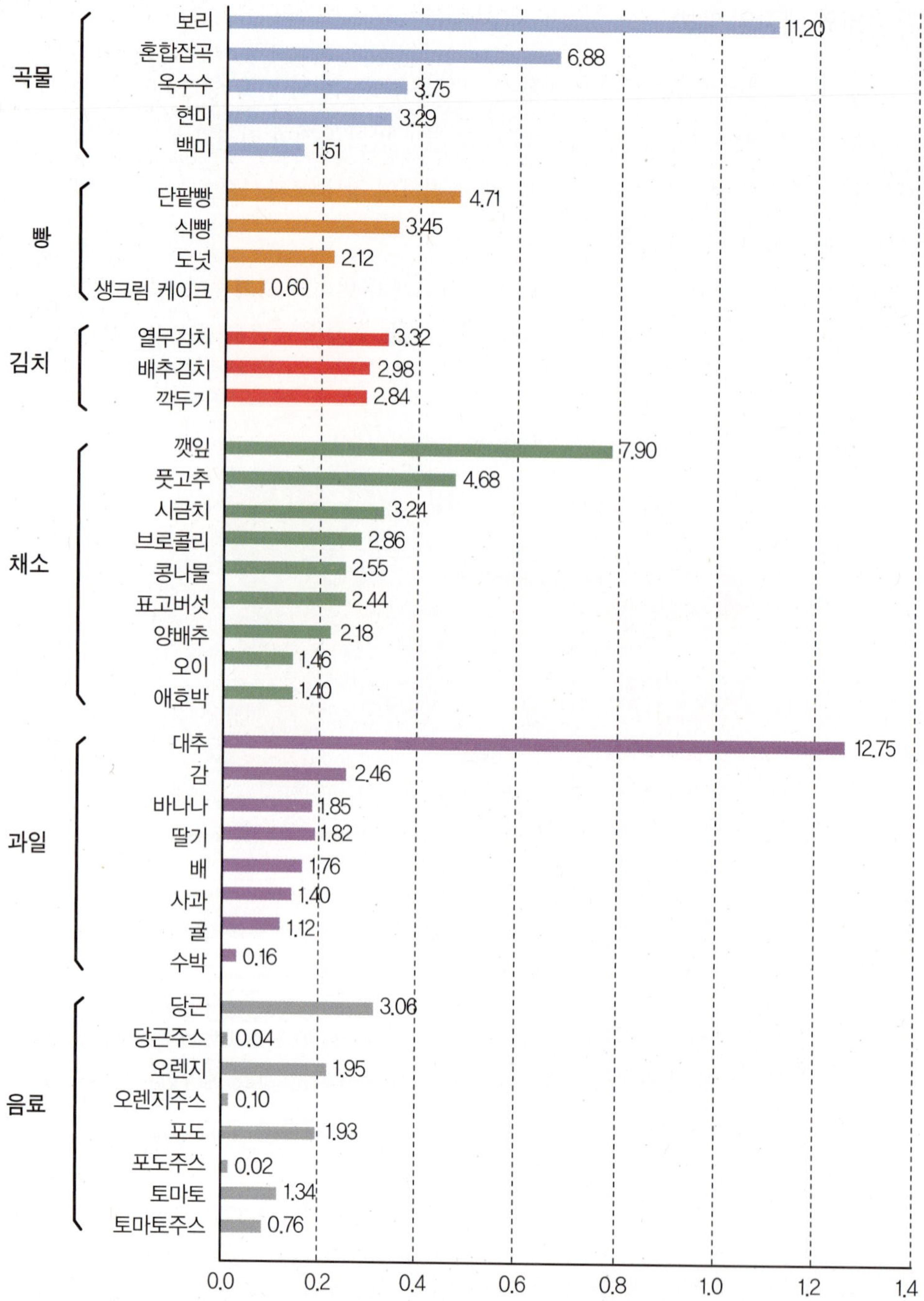

그림 2-8 식품 100g당 식이섬유 함량

4) 식이섬유소의 급원식품 및 권장량

식이섬유소의 하루 권장량은 20~25g이다. 식이섬유소의 급원식품은 일반적으로 과일과 채소라고 생각하는데, 전곡류, 두류, 서류, 해조류, 버섯류에도 다량 함유되어 있다.

알아두기

고구마의 식이섬유소

고구마는 미국 항공우주국 나사(NASA)에서 인정한 우주식물로서 탄수화물, 비타민, 무기질과 함께 식이섬유소가 풍부한 식품이다. 생고구마는 전분을 약 20~25% 정도 함유하고 있고 나머지는 수분과 섬유소가 대부분을 차지하므로, 포만감을 주어 다이어트에 효과적이다. 생고구마, 찐 고구마, 군고구마의 식이섬유소 함량을 비교해 보면 각각 2.3, 3.8, 3.5로 생고구마를 먹는 것보다 찌거나 구워서 먹으면 식이섬유소의 섭취량이 증가된다.

식이섬유소 외에 고구마를 자른 단면에서 나오는 하얀 액은 얄라핀이라는 성분으로 역시 변통의 개선이나 대장암 예방에 효과적이며, 고구마와 비슷한 감자에 비해 혈당지수가 낮아 당뇨병과 같은 생활습관병 예방에도 탁월하다. 또한 비타민 C와 칼륨이 풍부하며 비타민 A의 전구체인 β-카로틴도 다량 함유되어 있다. 특히, 자색고구마에 풍부한 안토시아닌은 항산화력과 항암에 효과가 있고 독특한 색으로 인하여 음료, 천연색소 등 다양한 식품에 이용된다.

(1) 식이섬유소 함량을 높일 수 있는 식사방법

- 백미보다는 잡곡밥으로 먹는다.
- 채소즙보다는 생채소나 나물로 섭취한다.
- 과일주스나 통조림보다는 생과일을 하루 1~2번100~200g 정도 먹는다.
- 외식을 할 때 섬유소 함량이 높은 비빔밥, 김밥, 쌈밥 등을 선택하여 먹는다.
- 라면, 피자 등의 인스턴트식품이나 과자 등은 섬유소는 적고 열량이 높으므로 가급적 섭취를 삼간다.

알아두기

동물성 식이섬유소

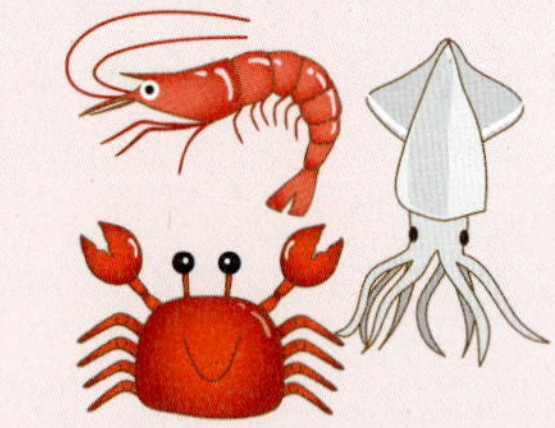

- 동물성 식이섬유소는 키틴과 키토산이 있다. 이들을 총칭하여 키틴질이라고 부르며 주로 게나 새우의 껍질에 함유되어 있다. 키틴은 생물의 외피를 형성하여 몸을 보호하는 방어체 부분에 포함되어 있는 고분자 화합물로 소화 · 흡수되지 않는 동물성 식이섬유소이다.
- 키틴은 게, 새우, 오징어의 골격성분으로 연간 1,000억 톤이 생산되지만 자원으로서 이용되지 못한다. 그러나 일부 연구에서 비만, 심혈관계 질환의 치료와 예방, 항균, 항산화, 면역기능 증진의 효과를 보고한 바 있고 현재는 식품첨가물로서 일부 활용되고 있다.

3. 지질

식물이나 동물은 여분의 에너지를 체내의 '지질lipid' 형태로 저장하며, 지질은 에너지를 공급하는 3대 열량 영양소의 하나이다. 당질과 단백질이 1g당 4kcal의 에너지를 내는 반면 지질은 1g당 9kcal의 에너지를 낸다. 우리의 신체는 식품의 형태로 탄수화물, 단백질, 지방을 섭취하여 에너지를 공급받으며, 사용하고 남은 에너지를 지질의 형태로 저장하는데, 이는 매우 효율적인 에너지 저장방법이다. 지질은 체내에서 매우 중요한 기능을 하지만, 체내에 지질이 과다하게 존재하면 심혈관계 질환이나 비만 등 발생률이 높아지기 때문에 최근에는 식품 중 지질의 함량에 대한 관심이 증가되고 있다.

1) 지질의 종류

(1) 중성지방

중성지방은 식품과 인체에 가장 흔한 지질로 우리 몸 안에 저장되어 있는 지질의 거의 대부분인 95% 정도를 차지하고 있다. 중성지방은 글리세롤 한 분자에 세 개의 지방산이 붙어 있는 형태를 띠고 있다. 중성지방은 신체 내에서 에너지 제공 및 저장, 신체 보호 및 열손실 방지, 지용성 비타민의 운반체로서의 역할을 한다.

알아두기

기름과 지방?

실온에서 액체상태로 존재하는 지질을 '기름(oil)'이라고 하며, 실온에서 고체상태로 존재하는 지질을 '지방(fat)'이라 한다. 기름(oil)은 주로 식물체에 함유된 지질을 의미하며 콩기름, 옥수수기름, 올리브유, 참기름, 들기름 등이 있고, 지방(fat)은 동물의 체내에 존재하는 지질로 쇠기름, 돼지지방, 버터, 라드 등이 있다.

가시지방과 비가시지방?

우유, 라면, 감자튀김, 달걀은 지방일까? 식품 중에 존재하는 지질은 돼지지방이나 버터, 식용유와 같이 육안으로 확인이 가능한 '가시지방'뿐만 아니라 우유, 달걀, 크림치즈, 라면과 같이 육안으로 확인할 수 없는 '비가시지방'이 있다.

* 다음 그림 중 지방이라고 생각되는 것에 √ 표시해 보세요.

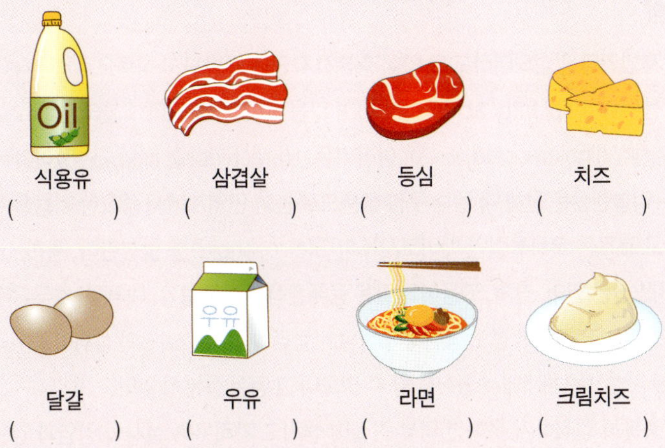

비가시지방과 가시지방

(2) 지방산

인체와 식품 모두에 존재하는 지방은 다양한 지방산fatty acid의 결합으로 된 여러 가지 지방의 혼합체이다.

표 2-3 지방산의 분류

구분	지방산 분류	급원식품
길이에 따라	짧은사슬지방산(탄소수 10개 이하)	유제품
	중간사슬지방산(탄소수 10~14)	코코넛유
	기사슬지방산(탄소수 16개 이상)	올레산, 리놀레산, 리놀렌산
이중결합의 수에 따라	포화지방산(0)	동물성 지방
	단일불포화지방산(1개)	채종유, 올리브유
	다가불포화지방산(2개 이상)	옥수수유, 대두유, 해바라기씨유
이중결합의 위치에 따라	ω-9	올레산(oleic acid)
	ω-6	리놀레산(linoleic acid)
	ω-3	α-리놀렌산(α-linolenic acid)

필수지방산

알아두기

체내에서 합성되지 않거나 합성되더라도 그 양이 충분하지 않아서 반드시 식품으로 섭취해야 하는 지방산을 필수지방산(essential fatty acids)이라 하며 다음 세 가지가 있다. 리놀레산(linoleic acid, ω-6)과, α-리놀렌산(linolenic acid, ω-3), 아라키돈산(arachidonic acid, ω-6)이다.

리놀레산과 α-리놀렌산은 신체 내 필수 구성 성분으로 눈과 면역계에서 중요한 기능을 수행하며, 세포막을 형성하고 호르몬 유사물질인 에이코사노이드(eicosanoid)를 합성한다. 특히, α-리놀렌산 같은 ω-3계 지방산은 연어, 참치, 고등어와 같은 등푸른생선과 채종유, 대두유, 호두유에 다량 함유되어 있고 최소한 일주일에 2회 정도 섭취해야 하며 바람직한 ω-6 : ω-3의 섭취비율은 4~10 : 1 정도가 좋다. ω-9 지방산은 체내에서 합성을 할 수 있으나 그 양은 충분치 않다.

필수지방산을 충분히 섭취하지 못하면 피부 각질이 생기고 가려우며 설사와 감염과 같은 증세가 흔히 나타난다. 또한 성장과 상처회복이 지연되고 빈혈이 발생하기도 한다.

그러므로 필수지방산은 총열량 섭취의 1~2% 정도 섭취해야 하는데, 이는 하루에 식물성 기름을 2~4큰술 정도 섭취하면 얻을 수 있다.

알아두기

좋은 콜레스테롤과 나쁜 콜레스테롤

- 체내 지질의 한 종류인 콜레스테롤은 혈액의 흐름을 따라 떠다니기 때문에 지단백에 의해 필요한 곳으로 운반된다. 지단백에는 고밀도 지단백질(HDL)과 저밀도 지단백질(LDL)이 있다.
- HDL-콜레스테롤은 혈관벽에 붙어 있는 콜레스테롤을 걷어내어 간으로 이동시키는 청소부 역할을 하여 심혈관질환이 발생할 수 있는 위험성을 줄여주기 때문에 좋은 콜레스테롤이라고 불린다.
- 반면, LDL-콜레스테롤은 콜레스테롤을 쉽게 산화시키고 혈관계를 순환하다가 말초혈관벽에도 버려지게 되어 동맥경화증을 일으키는 원인이 되기 때문에 나쁜 콜레스테롤이라고 불린다.
- 혈중에 HDL에 대한 LDL의 비가 증가하면 심혈관계 질환의 발생이 높아지므로 적정비율을 유지하는 것이 좋다.

정상수치

- 총콜레스테롤 : 0~240mg/dL
- 중성지방 : 0~200mg/dL
- HDL-콜레스테롤 : 남성 35~55mg/dL, 여성 45~65mg/dL
- LDL-콜레스테롤 : 0~130mg/dL

알아두기

트랜스지방산

- 자연계에 존재하는 대부분의 불포화지방산은 시스(cis) 형태이다. 그러나 불포화지방산이 함유된 식물성 기름으로 마가린이나 쇼트닝 등을 만드는 과정 중에 수소첨가반응을 시키는데, 이때 상당량의 트랜스(trans) 형태의 지방산이 형성된다.
- 최근 트랜스지방산은 일부 암세포의 성장을 촉진하고 심혈관계 질환에 대한 위험성을 높인다는 연구 결과들이 발표되었다.
- 미국 하버드 의대에서는 트랜스지방은 포화지방보다 2배 정도 건강에 더 나쁘다고 발표하였다. 왜냐하면 트랜스지방은 포화지방처럼 '나쁜 콜레스테롤'을 높이고 '좋은 콜레스테롤'은 더 낮추기 때문이다.

- 트랜스지방산은 주로 청소년이나 어린이들이 즐겨 먹는 감자튀김, 도넛, 팝콘 등에 주로 함유되어 있기 때문에 우리나라를 포함한 주요 국가에서는 트랜스지방산의 함량을 감소시키려는 노력을 하고 있다.
- 지방과 트랜스지방, 얼마나 먹어야 할까? 지방 1일 영양소 기준치는 50g으로 기준치 이상 먹지 않도록 주의하여야 하며, 특히 트랜스지방 1일 섭취 제한량은 2g으로 되도록 적게 먹는 것이 좋다.

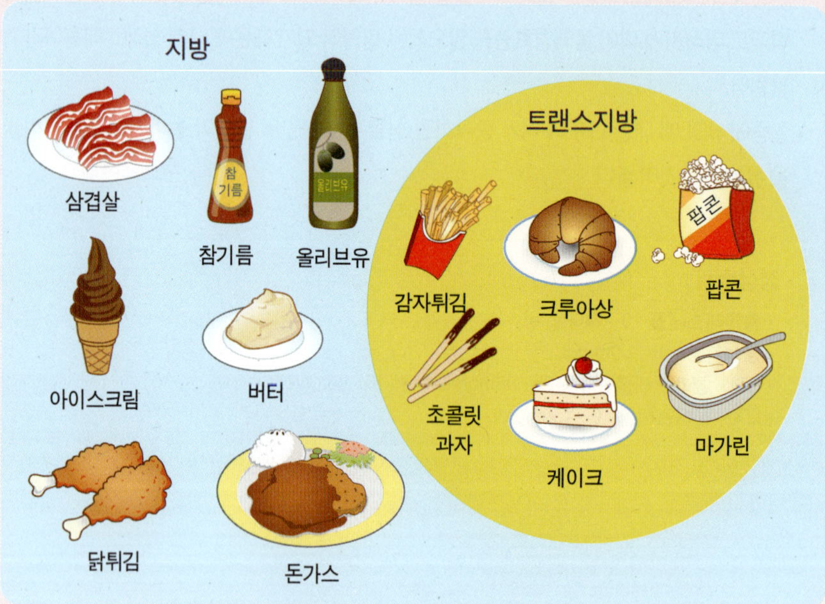

지방과 트랜스지방이 많은 식품

알아두기

수소첨가란?

- 기름에 수소를 첨가한다는 얘기는 수소원자(H)를 높은 압력하에서 기름 분자 속에 밀어 넣어 포화도를 높인다는 의미이다. 포화지방산은 불포화지방산에 비하여 농도가 진하고 고체의 성질이 강하다.
- 즉, 식물성 지방의 불포화지방산에 수소원자가 들어가서 수소가 없는 빈 공간(이중결합된 자리)을 채우기 때문에 좀 더 촘촘해지면서 흐르지 않게 되고 지방은 꾸덕꾸덕해져서 고체의 성질이 강해지는 것이다. 따라서 원료는 식물성이지만 실온에서는 버터와 같이 고체상태가 되는 것이다.

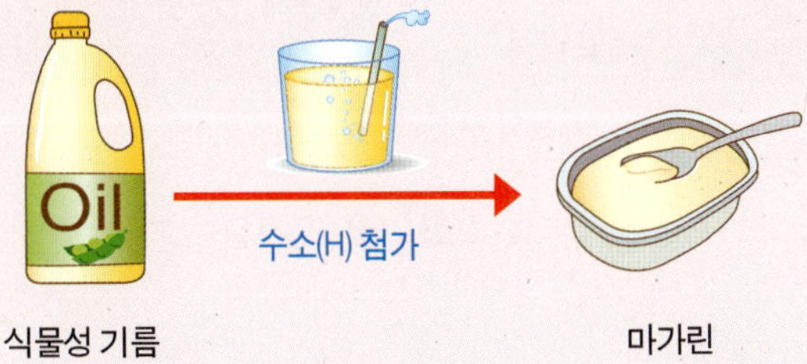

수소첨가반응

(3) 인지질

- 인지질은 지질의 한 종류로서 세포막의 주요 부분을 구성하며 다양한 형태의 인지질이 뇌와 신경조직에 많이 존재한다.
- 대표적인 인지질은 레시틴으로 간, 콩, 달걀노른자 등에 많이 함유되어 있다.
- 레시틴은 유화작용을 하는데, 체내에서는 레시틴과 담즙산이 주요 유화제이며 섭취된 식품의 지방구를 분산시켜 지질 소화효소가 작용할 수 있도록 표면적을 넓혀주어 소화작용을 돕는다.
- 식품산업에서도 유화제로 쓰이며 혈관의 지방 축적을 예방하기 위한 건강기능성 보충제로 섭취된다.

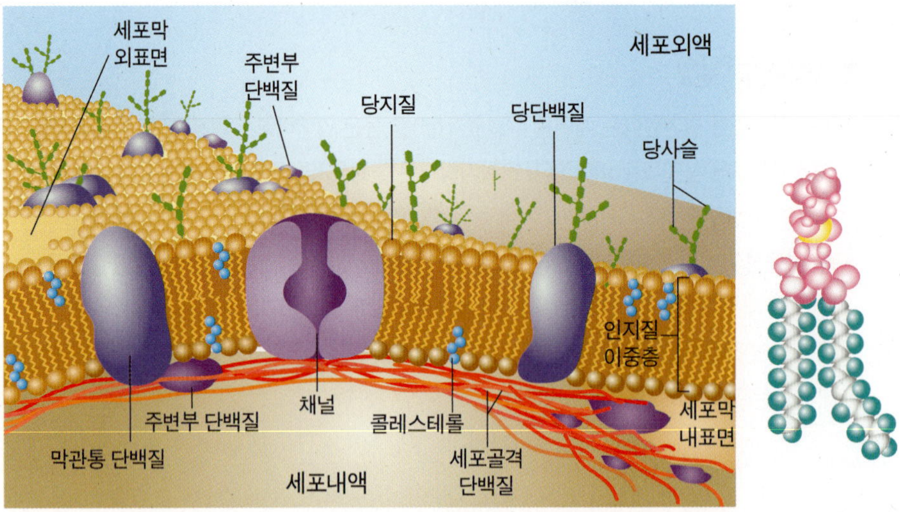

세포의 구조　　　인지질의 구조

그림 2-9 인지질

(4) 스테롤

체내에 존재하는 콜레스테롤cholesterol과 식물체에 함유되어 있는 피토스테롤phytosterol, 에르고스테롤ergosterol, 비타민 D 등이 속한다.

- 콜레스테롤은 세포막의 구성 성분과 호르몬과 담즙산을 합성하는 전구체로 쓰이며 뇌, 심장, 간에 상당량 존재한다. 우유, 달걀, 버터 등 동물성 식품이 주요 급원이지만 신체에서 필요량을 모두 합성할 수 있기 때문에 따로 섭취할 필요는 없다.
- 콜레스테롤은 모든 세포에 존재하며 식이로 섭취1/3하여 얻거나 세포 내에서 합성2/3된다. 식품으로 섭취하지 않더라도 세포에서 매일 800mg 정도를 생성하며 이 중 약 400mg은 담즙산을 만들고, 약 50mg은 스테로이드 호르몬을 합성하는 데 이용된다.

콜레스테롤의 필수기능

- **세포막의 구성 성분** : 세포막의 구성 성분으로 세포막의 유동성을 유지하며 세포막 내에서 신호전달과 신경전도 등 세포 내 수송에 관여한다.
- **뇌조직의 구성 성분** : 콜레스테롤은 신경세포인 미엘린myelin의 주요 구성 성분이므로 뇌조직에 많이 함유되어 있다.
- **스테로이드 호르몬의 전구체** : 스테로이드 물질의 전구체 역할을 하며, 특히 성호르몬, 부신피질 호르몬 등을 생성하기 위해 콜레스테롤이 반드시 필요하다.
- **담즙산의 성분 : 지방의 소화** · 흡수에 필수적인 담즙산의 주요 성분이다. 콜레스테롤은 간에서 담즙으로 전환되어 담낭에 저장되며 지방성질의 음식물을 분해하여 흡수를 돕는다.
- **비타민 D의 전구체** : 신체 내에 존재하는 콜레스테롤 및 식물체에 함유된 피토스테롤, 에르고스테롤, 비타민 D 등은 탄소로 이루어진 4개의 고리구조를 갖는 스테롤에 속한다.

2) 지방의 체내 기능

(1) 에너지 제공

지방은 1g당 9kcal의 에너지를 발생하므로 탄수화물이나 단백질이 1g당 4kcal를 공급하는 것에 비해 약 2배 이상의 에너지를 공급하는 효율적인 에너지원이다.

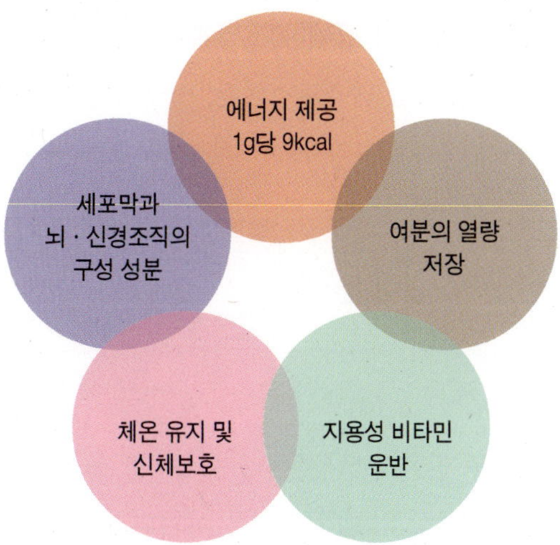

그림 2-10 지방의 체내 기능

(2) 여분의 열량 저장

체내의 지방세포는 지방을 무제한 저장하여 최대 체중을 50배 정도 증가시킬 수 있으며 주로 중성지방의 형태로 열량을 저장한다. 체내에 축적된 지방은 음식이 섭취되지 않을 때 열량을 공급하는 매우 효율적인 열량 저장고이다.

(3) 지용성 비타민의 운반

지질은 지용성 비타민비타민 A, D, E, K을 운반하여 주는 용매로 작용하므로 지용성 비타민은 지질과 함께 섭취해야 체내에서의 흡수율이 좋아지게 된다. 그러나 소장질환 등 소장 내의 환경이 좋지 않으면 지질의 흡수가 저해되어 지용성 비타민의 영양상태도 나빠진다.

(4) 체온 유지 및 신체보호

우리 몸의 피하지방은 절연체의 기능을 함으로써 체온을 일정하게 유지시켜 주며 내장 주위를 둘러싼 내장지방은 외부로부터의 물리적 충격으로부터 신체의 주요 장기를 보호해 준다.

(5) 세포막과 뇌 · 신경조직의 구성 성분

지질 중 인지질은 콜레스테롤과 함께 세포막과 뇌조직, 신경조직의 주요 구성 성분이며 콜레스테롤은 에스트로겐, 테스토스테론, 스테로이드계 호르몬이나 담즙산의 전구체이다.

3) 지방 섭취와 관련된 건강문제

(1) 고지혈증

- 고지혈증이란 혈액 중에 콜레스테롤이나 중성지방 등 지질 성분의 농도가 높은 상태를 의미하며 고지혈증 자체가 질병은 아니더라도 고혈압이나 심혈관계 질

환의 발생에 매우 밀접한 관련이 있어 문제가 된다.

- 한국인은 서양인에 비해 동물성 식품의 섭취비율이 낮아서 지질 섭취량도 낮지만 탄수화물 위주의 과잉 당질 섭취로 인해 고지혈증의 비율이 증가되고 있다.
- 서양인의 경우에는 콜레스테롤의 농도가 증가한 '고콜레스테롤혈증'이 많지만 한국인의 경우에는 과다하게 섭취된 당질이 체내에서 중성지방으로 전환된 '고중성지방혈증'이 많은 편이다.

(2) 동맥경화 및 심근경색

- 동맥경화증이나 심근경색증은 혈액 중의 지질 덩어리가 동맥벽에 쌓이면서 플라크를 형성하게 되어 발생한다.
- 플라크가 형성되면 심장에 혈액을 공급하는 관상동맥의 내경이 점차 좁아져 동맥경화증으로 발전하게 된다.
- 이러한 상태가 더 심화되어 심장근육에 산소가 제대로 공급되지 않을 경우에는 심근경색이나 심장마비가 발생된다.
- 마찬가지 과정으로 뇌혈관의 내경이 좁아지면서 압력이 증가하여 혈관이 파열되면 뇌출혈이나 뇌졸중이 발생되는 것이다.

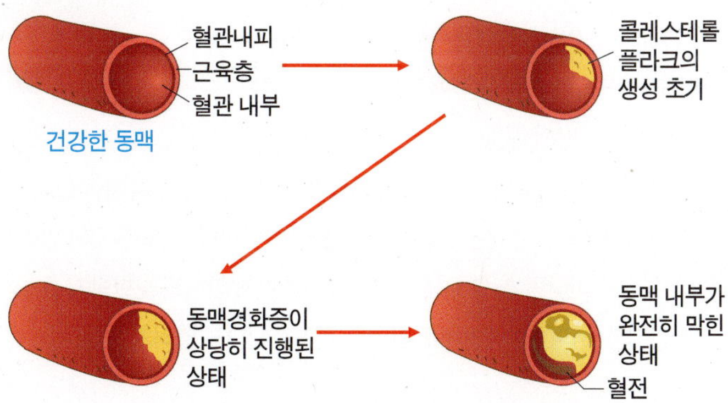

그림 2-11 동맥경화증과 심근경색증 발생

4) 지질 급원식품 및 권장량

- 조리를 할 때 음식에 지방을 첨가하면 질감이 부드러워지고 지용성 물질인 향미 성분이 지방에 녹기 때문에 풍미가 좋아진다. 식사를 통해 적당한 지질을 섭취하는 것은 건강 유지에 도움이 된다.
- 우리나라에서는 총에너지 섭취량의 20%를 지질에서 섭취하고 총에너지 섭취량의 1~2%에 해당하는 양을 필수지방산으로 섭취할 것을 권장한다. 또한 $\omega-6$: $\omega-3$ 지방산의 섭취비율은 4~10 : 1이 되도록 권장하고 있다.
- 식품 중의 지질은 유지류 외에도 우유, 소시지, 호두, 치즈, 달걀 등 상당량의 지질을 함유하고 있는 비가시지방 식품이 매우 많다. 이러한 식품을 섭취하다 보면 자신도 모르는 사이에 지질 섭취가 많아지게 되고 비만이 초래될 수 있다.

알아두기

심장병과 올리브유

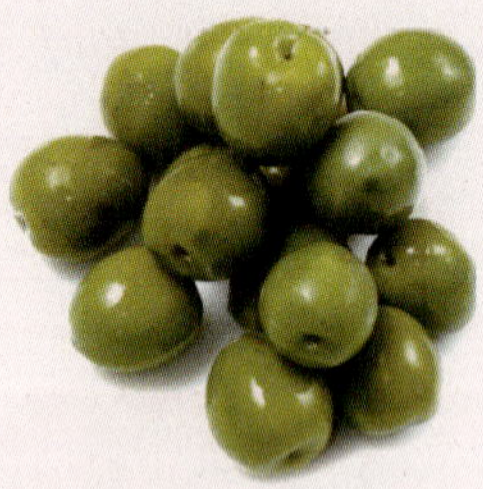

그리스의 크레타 섬 사람들은 세계에서 가장 많은 지방을 섭취하는데, 열량의 45%나 차지한다. 이렇게 많은 지방을 먹는 크레타 섬 사람들은 심혈관계 질환이 높아야 하고 수명도 짧아야 하는데, 오히려 심장병과 암 사망률이 세계에서 가장 낮은 곳 중에 하나이다. 이는 섭취하는 열량의 33%가 올리브유에서 비롯되며 크레타 사람들은 올리브유를 포도주처럼 소비하는 것으로 나타났기 때문이다.

올리브유는 단순불포화지방이 많아 유익한 HDL-콜레스테롤과 유해한 LDL-콜레스테롤의 비율이 개선되며 올리브유에는 리놀렌산, 스콸렌, 비타민 등이 함유되어 있어 콜레스테롤을 낮춰준다. 그리고 비타민 A, C, D, E, F 등과 40여 가지 이상의 노화방지 효소가 함유되어 여성의 노화방지와 골다공증 예방에도 탁월한 효과가 있다고 알려져 있다.

4. 단백질

단백질protein이란 용어는 그리스어인 'protos'에서 유래된 것으로 '으뜸가는, 가장 중요한 것'을 뜻한다. 단백질은 근육뿐만 아니라 효소, 호르몬, 항체 등을 생산하고 혈액응고, 체액의 균형, 시각, 세포의 손상복구와 같은 신체조절과 유지에 필수적인 요소가 된다. 또한 탄수화물과 마찬가지로 1g당 4kcal에 해당하는 열량을 공급한다.

1) 아미노산

- 단백질은 아미노산으로 구성된 고분자 화합물로 단백질을 합성하는 데 필요한 아미노산은 약 20가지 정도이다.
- 아미노산은 체내에서의 합성 여부에 따라 필수아미노산과 비필수아미노산으로 분류되며 체내에서 합성되지 못하거나 또는 합성되더라도 매우 적게 합성되어

표 2-4 아미노산의 종류

필수아미노산	비필수아미노산
트레오닌(threonine)	글리신(glycine)
아이소루신(isoleucine)	알라닌(alanine)
루신(leucine)	프롤린(proline)
라이신(lysine	타이로신(tyrosine)
트립토판(tryptophan)	세린(serine)
발린(valine)	시스테인(cysteine)
페닐알라닌(phenylalanine)	아스파르트산(aspartic acid)
메티오닌(methionine)	글루탐산(glutamic acid)
히스티딘(histidine)	아스파라긴(asparagine)
아르기닌(arginine)	글루타민(glutamine)

식품으로 반드시 섭취해야 하는 아미노산을 필수아미노산이라 한다.

- 성인의 경우 트레오닌, 아이소루신, 루신, 라이신, 트립토판, 발린, 페닐알라닌, 메티오닌, 히스티딘의 9가지가 필수아미노산이며, 어린이는 위의 9가지 외에 아르기닌이 추가로 필요하다.

2) 단백질의 체내 기능

신체 내에서 단백질은 체구성 성분, 조직세포의 생성과 보수, 체액조절, 효소와 호르몬의 합성, 항체와 면역세포 형성, 에너지원 등 다양한 역할을 한다.

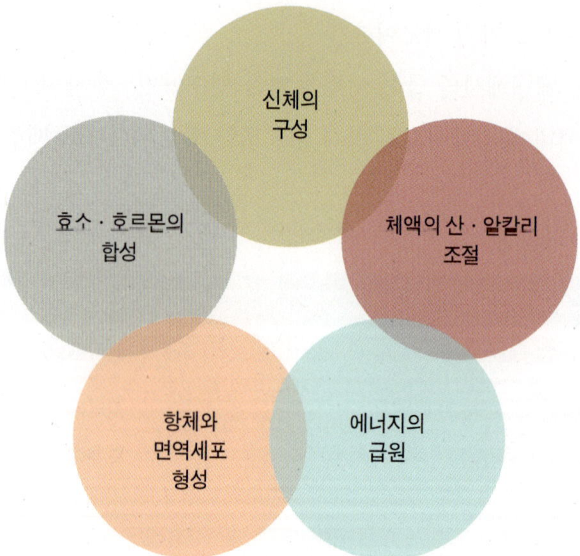

그림 2-12 단백질의 체내 기능

알아두기

완전단백질과 불완전단백질

- 동물성 단백질과 식물성 단백질은 조성이 매우 다른데, 이는 함유된 아미노산의 종류가 다르기 때문이다. 동물성 단백질은 완전단백질로서 필수아미노산의 양이 인체에 필요한 만큼 충분히 함유되어 있다.
- 그러나 식물성 단백질은 필수아미노산 중 한 개 이상 결핍되어 있거나 매우 소량 들어 있기 때문에 불완전단백질로 구분된다. 즉, 옥수수와 같은 식물성 단백질을 한 종류만 섭취한다면 인체는 성장과 유지가 불가능하다. 따라서 옥수수로 만들어진 콘플레이크를 먹을 때 우유를 함께 먹으면 불완전단백질은 다른 단백질을 보충해 줌으로써 단백질의 질과 이용효율이 좋아진다.

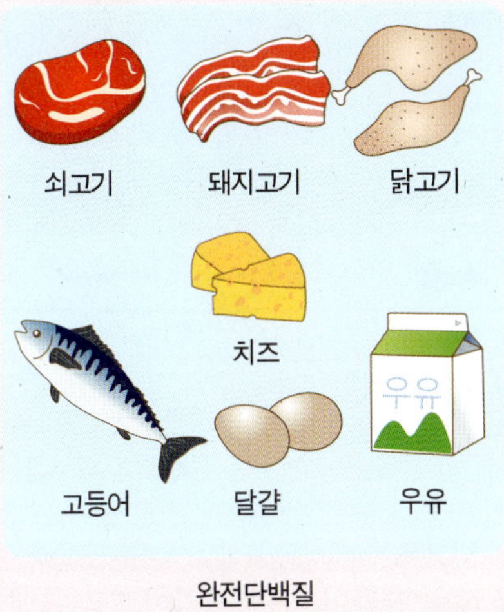

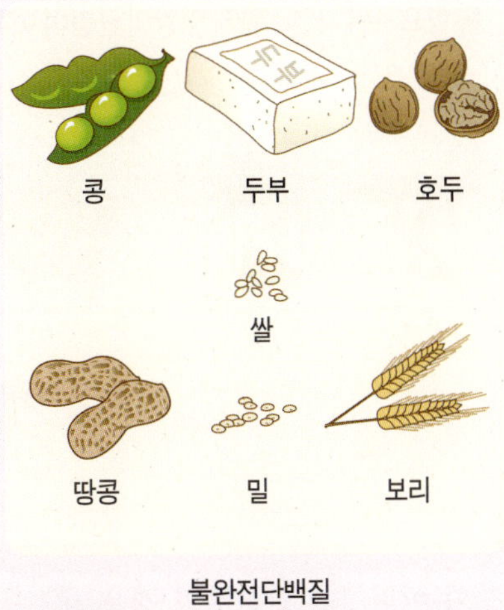

완전단백질과 불완전단백질

(1) 신체 구성 성분

신체는 65%가 물, 16%가 단백질, 15%가 지방, 5%가 무기질로 되어 있는데, 물 다음으로 단백질이 가장 많이 차지한다. 음식으로부터 소화된 단백질은 아미노산으로 흡수되어 각 조직으로 운반되어 새로운 조직을 구성한다.

알아두기

제한아미노산과 혼합식이

- 콘플레이크의 주원료는 옥수수인데, 옥수수의 단백질은 필수아미노산이 골고루 함유되어 있지 않다. 트레오닌, 페닐알라닌, 메티오닌과 시스틴은 풍부하나 트립토판과 라이신이 거의 들어 있지 않다. 이처럼 한 가지 식품 또는 식사에서 가장 적은 양이 함유되어 있는 필수아미노산을 제한아미노산(limiting amino acid)이라 하며, 식사 중 제한아미노산이 존재하면 신체에 필요한 단백질 합성이 제한된다.
- 이런 옥수수의 결점을 보완할 수 있는 식품이 바로 우유이다. 우유에는 필수아미노산이 골고루 들어 있으며 옥수수에 매우 적은 라이신과 트립토판이 다량 함유되어 있다. 이와 같은 혼합식이는 상호 보충된 단백질이 형성되므로 완전단백질을 공급하게 되는 것이다. 그러므로 콘플레이크를 먹을 때 우유를 함께 섭취하거나 빵과 우유, 콩밥, 잡곡밥 등 혼합식이를 함으로써 자연스럽게 영양의 균형이 이루어진다.

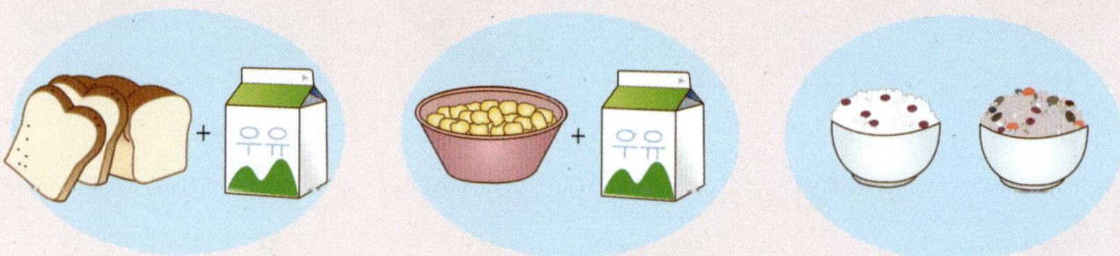

혼합식이

성장기 어린이와 임신부의 경우 새로운 조직을 만들어 가는 시기이므로 단백질의 필요량이 증가하며 성장이 끝난 성인의 경우에도 체내 단백질의 교체가 계속 진행되므로 충분한 양의 단백질을 섭취해야 한다.

(2) 체액의 산 · 알칼리 조절

단백질들은 혈액의 산 · 알칼리 균형을 조절하는 완충작용을 한다. 즉, 단백질은 산과 알칼리의 성질을 모두 갖는 양성물질이므로 체액이 알칼리성으로 기울어지면 단백질이 산의 역할을 하고 반대로 체액이 산성으로 기울어지면 단백질은 알칼리의 역할을 하여 체액의 pH를 중성 내지 약알칼리성pH 7.35~7.45으로 일정하게 유지시킨다.

(3) 효소 · 호르몬의 합성

단백질은 효소와 호르몬을 합성하는 데 주로 사용된다. 거의 모든 효소들의 경우 단백질로 구성되어 있거나 단백질 구성 성분을 가지며 체내의 각종 생화학적 반응을 촉매하는 역할을 한다. 또한 아미노산은 대사율을 조절하는 갑상선호르몬이나 세포 내로 포도당을 받아들이는 양을 조절하는 인슐린과 같은 다양한 호르몬을 합성하는 데 필요하다. 즉, 혈압이나 혈당 등 항상성을 유지하는 데 필요한 생체반응을 조절하는 역할을 한다.

(4) 항체와 면역세포 형성

단백질은 면역체계 세포의 중요 부분을 구성하며, 면역세포에 의해 형성된 항체 역시 단백질로 이루어져 있다. 이들은 외부의 병원균에 대항하여 방어작용을 하는데, 만약 단백질 섭취가 불충분하다면 면역체계의 기능 저하로 이어져 질병에 노출될 수 있다.

(5) 에너지의 급원

신체 내에서 단백질이 효과적으로 사용되기 위해서는 탄수화물과 지방의 섭취가 충분해야 한다. 만약 신체에 필요한 만큼의 충분한 열량을 섭취하지 못했을 경우, 단백질은 체구성 성분, 조직세포의 생성과 보수, 체액조절, 효소와 호르몬의 합성, 항체와 면역세포 형성과 같은 단백질 고유의 기능을 하지 못하고 1g당 4kcal의 에너지를 발생시키는 에너지원으로 쓰이기 때문이다. 그러나 기아상태와 같이 에너지가 부족해지면 뇌와 적혈구는 포도당을 에너지원으로 사용해야 하는데, 이때 단백질은 포도당으로 전환되어 뇌와 적혈구에 우선적으로 포도당을 공급한다.

3) 단백질 섭취와 관련된 건강문제

(1) 콰시오커

- 콰시오커는 가나의 말로 '동생이 태어나면서 첫째 아이가 걸리는 질병'이란 의미이다. 단백질의 섭취량이 극도로 적고 이 상태가 장기간 계속될 때 생기는 증상으로 주로 아프리카나 인도 등 저개발국가에서 발생된다.

- 만 2살 미만 아이의 엄마가 다시 임신을 하면 첫째 아이는 뿌리나 묽은 죽 등을 먹이게 되면서 극심한 단백질 결핍증이 나타난다. 머리와 배만 크고 팔, 다리는 말라서 잘 걷지도 못하며 성장이 부진하고 심하면 배와 다리의 부종, 지방간, 머리카락의 변색, 피부염 및 신경계 이상의 증상이 나타난다.
- 콰시오커 어린이는 식이를 보강하면 호전되어 다시 성장을 지속할 수 있다.

(2) 마라스무스

- 마라스무스는 주로 생후 몇 개월 안에 모유 수유가 중단되거나 모유 수유를 하지 않은 영아에게서 나타나며 단백질과 에너지가 모두 부족한 극심한 기아상태에서 서서히 굶어 죽어가면서 나타난다.
- 엄마가 아이를 양육할 수 없어 인공영양이 필요하지만 매우 빈곤하고 위생상태가 열악하기 때문에 이를 지원받지 못하는 저개발국가에서 주로 발생된다.
- 어린이는 생후 만 1세까지 뇌성장이 대부분 이루어지는데, 생후 몇 달 동안 식이가 불량하여 뇌성장이 지연되거나 감소되기 때문에 어른이 되어서도 정상적이지 못하고 지적 성장의 저하를 초래할 수 있다.

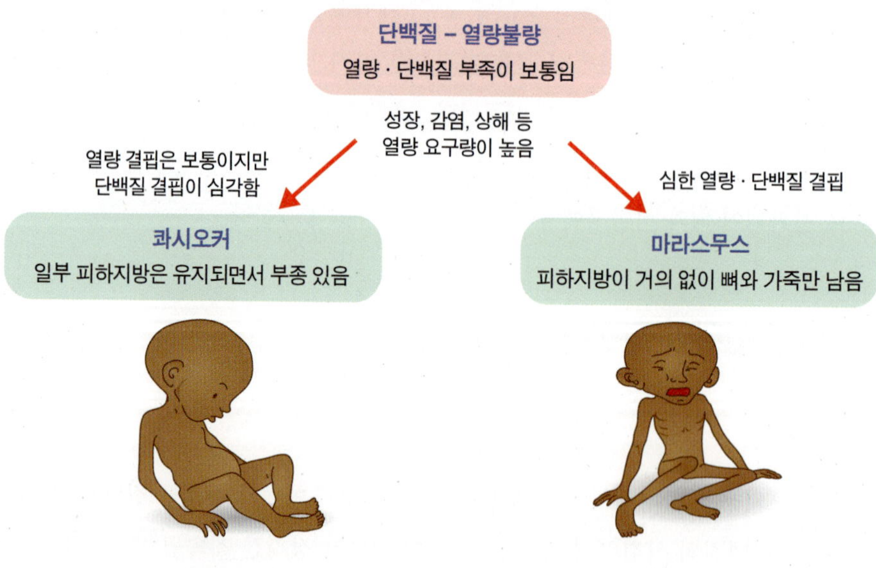

그림 2-13 콰시오커와 마라스무스

(3) 단백질 과량 섭취

- 신장에 무리한 부담 : 고단백질 위주의 식사를 장기간 하게 되면 잉여의 질소를 요소로 처리해야 하므로 신장에 부담을 주며 신장질환을 앓은 경험이 있거나 신장기능이 좋지 않은 사람은 고단백질 식사를 제한해야 한다.
- 체중 증가 : 단백질을 과잉으로 섭취하는 경우에도 체내에서 지방으로 전환되어 지방조직에 축적될 수 있으므로 체중이 증가된다.
- 대장암 유발 : 붉은 육류나 햄, 소시지와 같은 가공육류를 과잉으로 섭취하면 대장암과 연관성이 있다고 알려져 있는데, 이는 포화지방산과 낮은 섬유질, 가공·조리과정에서 생성된 발암물질 때문이다.
- 골다공증 초래 : 소변 내 칼슘 배설이 증가되어 골다공증을 초래할 수 있으므로 갱년기 이후 여성은 주의해야 한다.

4) 단백질 급원식품 및 권장량

단백질은 체내에서 에너지를 공급하는 역할보다 체조직 및 효소, 호르몬, 항체의 구성 성분으로 매우 중요하다. 일반적으로 체중 1kg당 1g 정도가 권장되며 총에너지 섭취량의 15~20%를 단백질로부터 섭취할 것을 권장하고 있다. 또한 총단백질 섭취량의 1/3 이상은 동물성 단백질을 섭취할 것을 권장하는데, 이는 식물성과 동물성 단백질 급원의 아미노산의 조성 차이 때문이다.

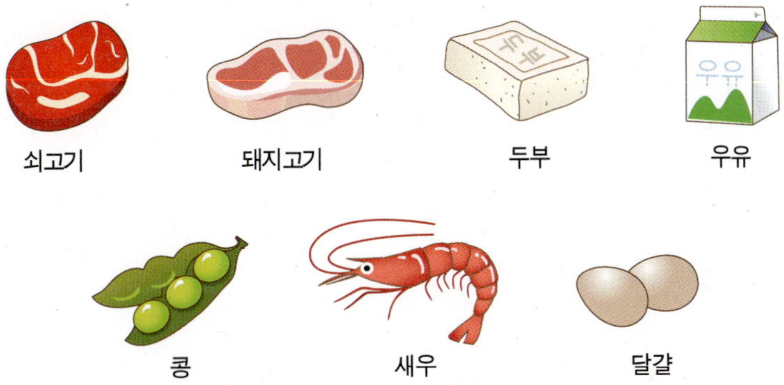

그림 2-14 단백질 급원식품

4차 산업시대의 식생활 가이드

CHAPTER 3

비타민, 무기질, 물

1. 비타민 | 2. 무기질 | 3. 물

CHAPTER

3

비타민은 체내에 매우 소량 존재하지만 정상적인 체내 기능, 성장 및 신체 유지를 위해 반드시 필요한 영양소이다. 특히, 체내에서 탄수화물, 단백질, 지방 등 3대 열량영양소의 대사를 도와주는 효소나 조효소로 작용하며 생리기능을 조절하는 역할을 한다.

1. 비타민

1) 비타민이란?

우리가 식사로부터 얻는 영양소는 에너지를 공급하는 열량소, 신체를 구성하는 구성소와 신체 내의 여러 가지 기능을 조절하여 정상적인 생활이 이루어지도록 하는 조절소가 있는데, 비타민은 바로 조절소에 해당한다.

비타민은 체내에 매우 소량 존재하지만 정상적인 체내 기능, 성장 및 신체 유지를 위해 반드시 필요한 영양소이다. 특히, 체내에서 탄수화물, 단백질, 지방 등 3대 열량 영양소의 대사를 도와주는 효소나 조효소로 작용하며 생리기능을 조절하는 역할을 한다.

- 비타민은 지용성과 수용성으로 나뉘며, 비타민의 대부분은 체내에서 합성이 거의 되지 않기 때문에 반드시 식품의 형태로 섭취되어야 한다.
- 지용성 비타민은 지방이나 지방을 녹이는 유기용매에 녹는 비타민으로서 비타민 A, D, E, K가 이에 속한다.
- 수용성 비타민은 물에 녹는 비타민으로서 비타민 C와 B복합체(B_1, B_2, 니아신, B_6, B_{12}, 엽산, 판토텐산, 비오틴)가 있다.

표 3-1 지용성 비타민과 수용성 비타민

구분	지용성 비타민	수용성 비타민
종류	비타민 A, D, E, K	비타민 C, B군(B_1, B_2, 니아신, B_6, B_{12}, 엽산, 판토텐산, 비오틴)
성질	지방에 녹음	물에 녹음
과량 섭취 시	체내의 간이나 지방조직에 저장되며 과량 섭취 시 독성이 나타남	체내에 저장되지 않고 쉽게 소변으로 배출되며 비교적 독성이 적음
결핍 시	결핍 증세가 서서히 나타나므로 매일 공급해 주지 않아도 됨	체내에 저장되지 않으므로 매일 필요량을 공급해야 함

비타민의 역사

알아두기

- 비타민이 발견되기 전부터 어떤 음식은 질병치료를 할 수 있다고 알려져 왔다. 1260년 십자군전쟁과 1498년 바스코 다가마의 인도항 개척 중 과일과 채소의 섭취 부족으로 괴혈병이 원인이 되어 수많은 사람들이 사망하였다.
- 1747년 영국 해군의 선원들이 괴혈병에 시달리자 라임주스나 오렌지주스로 보충하였고 쉽게 회복되어 괴혈병을 치료하였다.
- 1897년 독일인 의사인 크리스티안 아이크만은 정제된 곡물이 각기병과 유사한 증상을 유발시키는 것을 보고 쌀의 배아에 건강을 유지시키는 필수영양소가 있다고 여겨 비타민의 발견을 유도하여 노벨상을 수상하였다.
- 1906년 영국의 생화학자인 홉킨스는 쥐에게 단백질 + 탄수화물 + 지방 + 무기질이 함유된 식이를 주었더니 성장하지 못하였으나 우유를 보충하여 주자 건강이 회복되는 것을 밝혀낸 후 그것을 부가적인 물질이라고 명명하였다.
- 1912년 폴란드의 화학자인 풍크는 쌀 도정과정에서 나온 물질을 분석하여 'vitamin'이라 명명하였고 비타민 결핍 이론을 제시하였다. 특히, 홉킨스는 우유 속에 있는 물질이 비타민 A라는 사실을 밝혀내어 노벨상을 수상하였다.
- 이후로 다양한 비타민이 발견됨에 따라 비타민 결핍증이 점차 치료되었으며, 발견된 순서에 따라 A, B, C, D, E의 순으로 명명되었다. 이로 인해 당시에 불치병으로 알고 있었던 각기병, 괴혈병, 펠라그라, 구루병, 야맹증, 악성빈혈 등이 비타민을 보충해 줌으로써 쉽게 완쾌될 수 있었다.

2) 지용성 비타민

지용성 비타민은 지방분자와 유사한 화학구조를 지니고 있어 지방과 함께 흡수된다. 지방의 흡수나 대사가 원활해야 지용성 비타민도 잘 흡수되기 때문에 지용성 비타민제 섭취는 균형된 식사를 한 후 복용하는 것이 좋다.

지용성 비타민은 체내의 간이나 지방조직에 저장되고 극히 소량만 배설되기 때문에 과량 섭취 시 독성이 나타날 수 있으며, 체내에 어느 정도 축적된 양이 있으므로 결핍증세가 서서히 나타나기 때문에 매일매일 공급해주지 않아도 된다.

표 3-2 지용성 비타민

종류	기능	결핍증	독성	급원식품
A	시각, 세포분화, 성장, 면역	야맹증, 안구건조증, 건조한 피부, 성장부진	두통, 탈모, 입술 균열, 피부건조 및 가려움증, 간장비대, 골관절 통증, 최기형성, 기형	동물의 간, 어유, 달걀, 황색채소, 해조류, 과일
D	칼슘 항상성 유지, 뼈에 칼슘 축적	구루병, 골연화증, 골다공증	연조직의 석회화, 성장 저해, 고칼슘혈증 및 고칼슘뇨증	생선간유, 정어리, 난황, 버터, 버섯, 이스트
E	항산화제	용혈성 빈혈	독성 높지 않음	식물성기름, 배아, 견과류, 마가린, 간
K	혈액 응고, 뼈단백질 합성	출혈		녹색채소

(1) 비타민 A

비타민 A는 가장 먼저 발견된 지용성 비타민으로서 레티놀과 카로티노이드를 의미한다. 레티놀은 동물의 간이나 어유, 달걀 등 동물성 식품에 함유되어 있고 카로티노이드는 당근, 늙은 호박, 옥수수, 토마토, 귤 등 황색 채소에 다량 함유되어 있다.

- 레티놀은 활성형으로 흡수율이 높으나 카로티노이드는 불활성형으로 체내에서 비타민 A로 전환되는 비타민 A 전구체로서 흡수율도 낮다. 수백여 가지의 카로티노이드 중 일부만이 레티놀로 전환되어 비타민 A 전구체로 작용을 하는데, β－카로틴이 가장 대표적이며 활성이 높고 양이 많다.

$$1\text{RE} = 1\mu\text{g Retinol}$$
$$= 6\mu\text{g } \beta - \text{carotene}$$

- 비타민 A는 주로 간에서 대사가 이루어지며 90% 이상 간에 저장된다. 비타민 A는 과잉 섭취 시 독성이 나타나는데, 권장섭취량의 20~100배 이상을 짧은 간격을

두고 섭취하거나 1일 권장량의 2~4배 정도 장기간 섭취하면 과잉증이 나타날 수 있다. 특히, 여러 종류의 영양보충제를 함께 섭취하는 경우 비타민 A의 함량에 주의해야 한다.

- 비타민 A의 섭취가 부족하면, 야맹증을 불러올 수 있고, 성장기 어린이들에게는 성장장애를 일으키므로 반드시 섭취해야 한다. 비타민 A는 특히 전 세계적으로 빈곤계층의 성장기 어린이에게 부족하여 문제가 되는 영양소이다.

① 비타민 A의 기능

- 야맹증 예방 : 어두운 곳에서 물체를 볼 수 있는 기능을 하는 간상세포의 색소인 로돕신을 합성하는 데 비타민 A가 필수적이다.
- 상피세포 유지와 면역 : 상피세포가 분화하는 과정에 관여하므로 피부 점막과 각막을 생기 있게 유지하며 바이러스의 침입을 막아 주어 질병을 막아준다.
- 항산화 · 항암작용 : β－카로틴이 활성산소를 없애는 항산화, 항암작용을 한다.

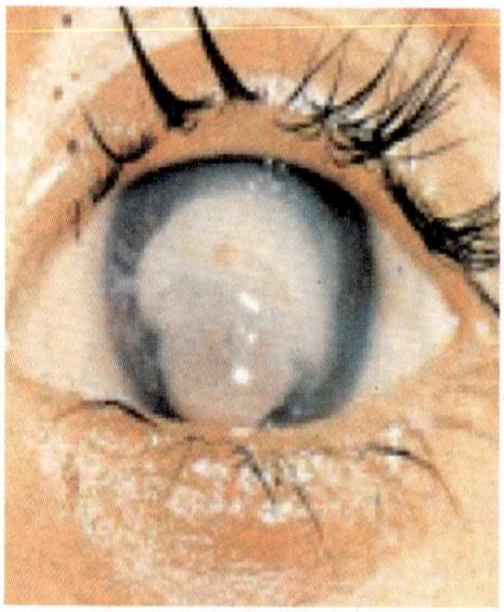

그림 3-1 비타민 A 결핍증

② 급원식품 및 권장량

- 급원식품 : 동물의 간이나 생선, 버터, 달걀은 레티놀이 풍부하며, 비타민 A의 전구체인 카로티노이드는 당근, 시금치, 호박, 감자, 브로콜리, 귤, 푸른잎 채소 등 주로 주황색 · 녹황색 채소와 과일에 풍부하다.
- 권장량 : 비타민 A의 1일 섭취권장량은 성인남자 800 μgRE, 성인여자 650 μgRE 이며 상한섭취량은 남녀 모두 3,000 μgRE이다.

(2) 비타민 D

비타민 D는 음식을 통해 섭취하지 않더라도 햇빛이 있으면 피부세포의 콜레스테롤 유도체로부터 필요한 비타민 D를 충분히 합성하여 공급받을 수 있다. 이렇게 호르몬과 유사한 작용기전을 가지고 있기 때문에 프로호르몬prohormone으로 분류되기도 한다. 일조량이 적거나 사무실에서 주로 일하는 사람이나 노인들은 비타민 D가 부족할 수 있기 때문에 음식이나 비타민제로 섭취해야 한다.

- 비타민 D는 D_2인 에르고스테롤과 D_3인 7–디하이드로콜레스테롤이 주요 물질이다. 비타민 D_3를 합성하기 위한 햇빛의 강도나 노출시간은 피부색, 나이, 거주지의 위도, 계절, 의복에 따라 다르다.
- 결핍증으로는 구루병과 골다공증이 있는데, 성장하는 어린이의 뼈에 충분한 칼슘과 인이 축적되지 못하면 뼈가 약해지고 압력을 받으면 뼈가 구부러지게 되는 증상을 구루병이라 한다. 성인에서 나타나는 구루병은 골연화증이라 하며 새롭게 만들어지는 뼈의 골화가 약하여 엉덩이나 척추, 기타 뼈 등이 쉽게 골절된다.
- 반대로 비타민 D는 권장량의 5배 이상을 장기간 섭취하는 경우 독성이 나타나는데, 비타민 중 독성이 가장 강한 것으로 알려져 있다. 비타민 D 과잉증으로는 탈모, 체중 감소, 설사 등이 있으며 고칼슘혈증으로 인해 체내 연조직에 칼슘이 축적되고 혈관경화, 신장결석 등을 유발한다.

① 비타민 D의 기능

- 칼슘의 항상성 유지 : 비타민 D는 혈중 칼슘과 인의 농도를 조절하는 호르몬의 기능을 가지고 있으므로 칼슘의 항상성을 유지시킨다.
- 세포의 증식과 분화조절 및 기능 유지 : 면역조절세포, 상피세포, 악성종양세포 등 여러 세포의 증식과 분화를 조절하고 칼슘이온 유출에 의해 조절되는 세포나 신경의 기능을 유지시킨다.

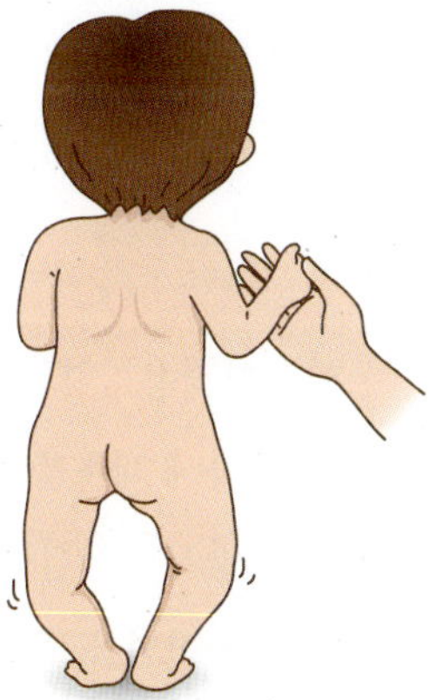

그림 3–2 구루병에 걸린 아이

② 급원식품 및 권장량

- 급원식품 : 비타민 D_2는 버섯, 효모, 시리얼 등의 식물성 식품에 존재하며 D_3는 연어, 정어리, 참치, 달걀, 버터, 간 등 동물성 식품에 존재한다.

- 권장량 : 햇빛에 의해 합성되는 비타민 D의 양이 사람마다 다르며, 성인남녀의 충분섭취량은 5μg, 그 외에 20세 미만과 50세 이상은 10μg이다. 또한 과잉 섭취 시 독성이 나타날 수 있으므로 이를 방지하기 위한 성인의 상한 섭취량은 60μg이다.

(3) 비타민 E

비타민 E는 항불임효과를 갖는 지용성 비타민의 하나로 1922년 쥐의 실험 결과 비타민 E 결핍이 생식능력과 관련된 영양실조, 사산, 불임 등을 유발시켜 알려지게 되었다. 체내에서 비타민 E의 활성을 나타내는 물질은 α-, β-, γ-, δ-토코페롤tocopherol 등 자연에 존재하는 여덟 가지 화합물을 뜻하며 이 중 α-토코페롤의 활성이 가장 크다.

- 비타민 E는 동물실험에서 '항불임작용'을 나타냈으나 사람에게는 '항산화작용'이 가장 중요한 기능이다.
- 비타민 E는 거의 독성이 없는 안전한 물질로 알려져 있으나 α-토코페롤 형태로 1일 500~1,000mg 이상 복용할 경우 비타민 K의 혈액응고작용을 방해하여 출혈의 가능성이 있다.

① 비타민 E의 기능

- 항산화작용 : 항산화제는 자신이 산화되면서 다른 물질의 산화를 막기 때문에 다른 분자나 세포를 보호하는 역할을 한다.
- 빈혈 방지 : 적혈구의 세포막에서도 같은 작용을 하는데, 적혈구막의 파괴를 막아주어 빈혈을 방지하는 것과 같은 원리이다.

② 급원식품 및 권장량

- 급원식품 : 비타민 E는 식물성 기름, 곡류의 배아, 땅콩, 종자류에 많이 존재하는데, 전곡을 도정하는 과정에서 비타민 E가 상당량 손실된다.
- 권장량 : 성인 남녀 모두 α-토코페롤로 10mg이며 상한섭취량은 적혈구의 용혈

수준을 고려하여 540mg이다. 비타민 E의 영양권장량을 채우기 위해서 견과류, 비타민 E가 함유된 시리얼, 종합비타민, 무기질 보충제 등을 매일 섭취하도록 한다.

(4) 비타민 K

비타민 K는 혈액응고와 관련된 영양소로 덴마크어의 '응고'라는 뜻에서 유래되었다. 비타민 K는 간에서 7가지 혈액응고인자가 활성화될 때 관여하는데, 필요량이 매우 적고 체내에서도 합성되므로 결핍증이 거의 나타나지 않는다. 또한 비타민 K는 지용성이지만 체내에서의 배설이 빠르기 때문에 독성을 보이지 않는다.

① 비타민 K의 기능

- 혈액응고 : 혈액응고에 관여하는 프로트롬빈트롬빈의 전구체이 체내에서 합성되는 과정에서 비타민 K가 조효소로 작용한다. 트롬빈이 혈장단백질인 피브리노겐을 반고체 형태인 피브린으로 전환시킴으로써 혈액이 응고된다.
- 골격 형성 : 비타민 K는 조골세포에서 분비가 되는 오스테오칼신osteocalcin의 합성에도 관여하여 골격을 형성하는데, 비타민 K의 농도가 낮으면 뼈의 무기질 밀도가 낮아져 쉽게 골절된다.

② 급원식품 및 권장량

- 급원식품 : 비타민 K는 식품에 널리 분포되어 있고 정상적인 식사를 하면 결핍이 거의 나타나지 않으며 주로 간, 푸른잎 채소, 브로콜리 등에 많이 함유되어 있다.
- 권장량 : 1일 충분섭취량은 성인남자는 75μg, 성인여자는 65μg이며, 상한섭취량은 설정되어 있지 않다.

3) 수용성 비타민

수용성 비타민에는 비타민 C와 B 복합체가 있으며 소장 상피세포를 통해 물과 함께 쉽게 흡수되어 체내에서 이용되고, 사용하고 남은 여분은 소변으로 배출된다.

수용성 비타민은 부족 시 결핍증이 쉽게 발생하지만 다시 보충하여 주면 정상으로

표 3-3 수용성 비타민

종류		주요 기능	결핍증	급원식품
비타민 C		항산화 기능, 콜라겐 합성, 철 흡수	괴혈병, 상처 치유 지연	과일, 채소류
비타민 B군	티아민 (Vit B_1)	당질 대사의 조효소	각기병	돼지고기, 강화곡류, 전곡류, 견과류, 종실류
	리보플라빈 (Vit B_2)	열량 대사의 조효소, 전자전달계 작용	입과 혀의 염증 (구순구각염)	우유, 버섯, 시금치, 간, 강화곡류
	니아신 (Vit B_3)	당질 산화, 지방산의 합성과 분해 관련 조효소, 전자전달계 작용	펠라그라	육류, 가금류, 어류, 강화곡류, 전곡으로 만든 빵이나 시리얼
	피리독신 (Vit B_6)	아미노산 대사의 조효소	치매, 빈혈	동물성 단백질 식품, 시금치, 바나나, 연어, 녹색채소, 간, 강화곡류
	엽산 (Vit B_9)	RNA와 DNA 대사의 조효소	악성빈혈, 신경계 질환	녹색잎 채소, 간, 강화시리얼, 곡류, 두류
	코발라민 (Vit B_{12})	RNA와 DNA 대사의 조효소	거대세포성 빈혈, 기형	동물성 식품, 강화시리얼

회복이 되는 비타민이다. 그러나 열, 알칼리 등의 조리조건이나 조리과정 중에 많이 손실될 수 있다.

(1) 비타민 C

비타민 C는 모든 식물과 대부분의 동물이 포도당을 이용하여 합성할 수 있으나 사람, 원숭이, 기니피그 등은 합성할 수 없어 식품으로 섭취해야 한다. 비타민 C는 산화형인 디하이드로아스코르브산dehydroascorbic acid과 환원형인 아스코르브산ascorbic acid의 두 가지를 모두 의미하며 우리가 섭취하는 식품에 모두 존재한다.

비타민 C가 결핍되면 정상적인 콜라겐이 합성되지 않으며 괴혈병이 발생한다. 괴혈병은 비타민 C 결핍의 초기 증세로 잇몸의 출혈, 염증, 피로감, 발육부진 등이 있다.

또한 상처 치유가 지연되고 골절 등의 증상이 나타나며 외상 시 쉽게 출혈이 발생한다.

① 비타민 C의 기능

- 항산화 작용 : 비타민 E와 함께 세포 내에서 생성되는 유리라디칼을 제거하여 세포를 보호하는 항산화영양소이다.
- 콜라겐 합성 : 비타민 C는 콜라겐 합성에 관여하는데, 콜라겐은 뼈, 인대, 근육 및 혈관을 강하게 해주는 섬유상 단백질로 세포와 세포 사이를 결합시키거나 연결시키는 시멘트와 같은 역할을 한다.
- 철 흡수 촉진 : 비타민 C는 소장의 약알칼리 환경에서 철의 흡수를 돕기 위해 철을 환원시켜 주어 철 흡수를 촉진시키는 역할을 하며 만약 비타민 C가 결핍되면 빈혈이 유발될 수 있다.
- 세포 구성물질 합성, 면역작용, 감기 및 감염 예방의 기능을 한다.

② 급원식품 및 권장량

비타민 C는 모든 과일과 채소에 존재하는데, 특히 감귤류, 딸기, 감자, 녹색 채소 등이 좋은 급원식품이다. 그러나 비타민 C는 가열이나 철, 구리 등의 금속, 산소에 불안정하여 조리과정 중에 쉽게 파괴되므로 주의하여야 한다. 성인의 비타민 C 권장섭취량은 1일 100mg이며 상한섭취량은 2,000mg이다.

(2) 비타민 B군

비타민 B군은 비타민 C를 제외한 수용성 비타민의 총칭으로 한 단일 비타민으로 알려졌으나 연구가 진행되면서 여러 물질임이 밝혀짐에 따라 '비타민 B 복합체'로 불렸다. 비타민 B 복합체는 티아민 B_1, 리보플라빈 B_2, 니아신 B_3, 피리독신 B_6, 판토텐산, 코발라민 B_{12}, 엽산, 비오틴의 여덟 개 비타민을 의미하며 이들은 모두 에너지 대사에 관계하는 조효소들이다.

- 티아민 Thiamin, Vit B_1 : 백미 위주의 식사를 계속하면 비타민 B_1이 결핍될 수 있으며 심각한 결핍상태인 경우나 만성알코올중독자의 경우에도 각기병이 발생한

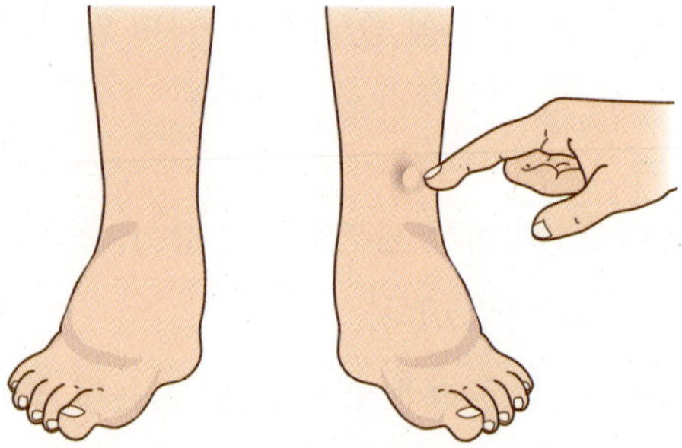

그림 3-3 각기병

다. 급원식품으로는 돼지고기류와 시리얼, 전곡류, 배아 등이 있다.

- 리보플라빈Riboflavin, Vit B_2 : 정상적인 성장이 이루어지고 건강한 피부와 좋은 시력을 갖도록 도와주는 비타민으로 리보플라빈이 결핍되면 신체활동 중에 쉽게 피곤을 느낀다. 결핍증상으로는 구순구각염, 지루성피부염, 눈과 신경계의 장애 등이 있다. 급원식품은 간, 버섯, 녹색잎 채소, 우유 등이다.
- 니아신Niacin, Vit B_3 : 동물성 식품은 섭취하지 않으면서 옥수수를 주식으로 하는 남미, 러시아 등의 저소득층 주민들에게 주로 펠라그라pellagra가 발생한다. 이는 옥수수의 제한아미노산인 니아신이 결핍되었기 때문이다. 펠라그라의 3대 증상은 치매, 설사, 피부염이다. 니아신은 육류와 가금류, 생선류 등 동물성 식품에 풍부하며 달걀과 우유에도 함유되어 있다.

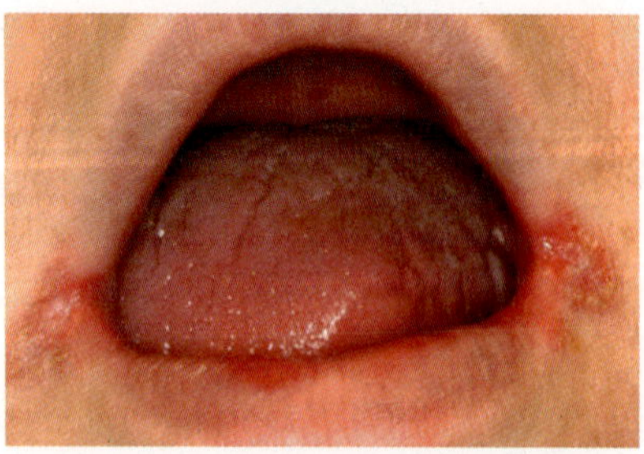

그림 3-4 구순구각염 : 입가가 찢어짐

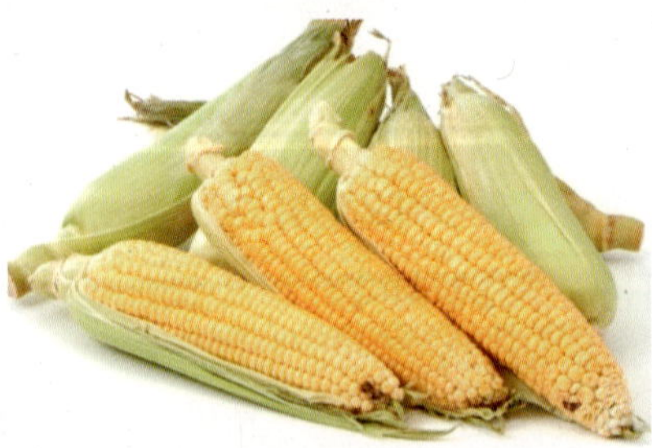

그림 3-5 주식으로 이용 시 펠라그라를 유발하는 옥수수

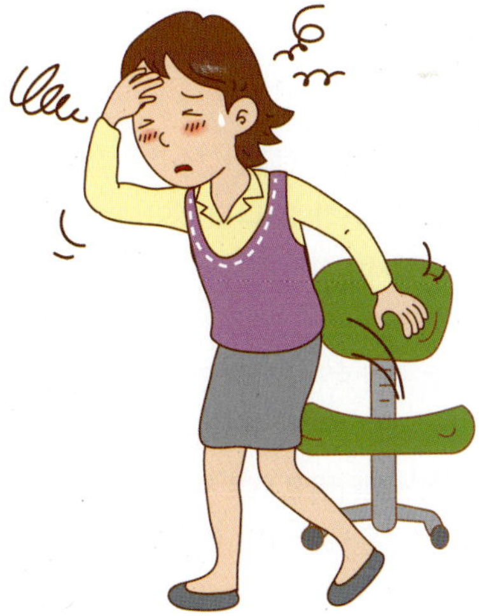

- 피리독신Pyridoxine, Vit B_6 : 아미노산의 대사, 적혈구 합성, 탄수화물 및 지방 대사, 신경 전달물질 합성 등에 관여하는 비타민으로 결핍 시 빈혈, 지루성피부염, 노인에게 치매가 발생될 수 있다. 급원식품은 고기, 생선, 가금류 등 동물성 단백질 식품이다.
- 엽산folic acid, Vit B_9 : 엽산이라는 용어는 라틴어의 잎folium에서 유래되었으며 급원식품도 녹색잎 채소, 간, 강화시리얼, 곡류, 두류 등이다. 엽산이 부족하면 거대적아구성 빈혈megaloblastic anemia에 걸리게 되며, 특히 임신기에 엽산이 결핍되면 조산, 저체중아 출산, 기형아 출산의 원인이 되기도 한다.
- 코발라민Cobalamin, Vit B_{12} : 무기질인 코발트를 포함하여 코발라민이라 하며 장내 세균에 의해서 합성되고 결핍 시 악성빈혈, 신경장애가 발생한다. 급원식품은 어육류, 달걀, 우유 등 주로 동물성 식품이다.

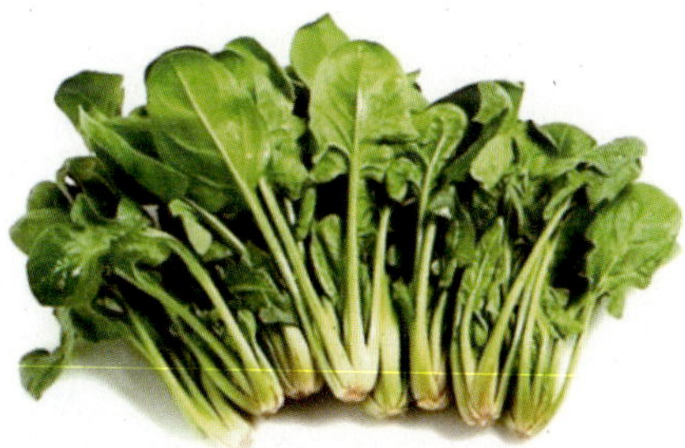

시금치

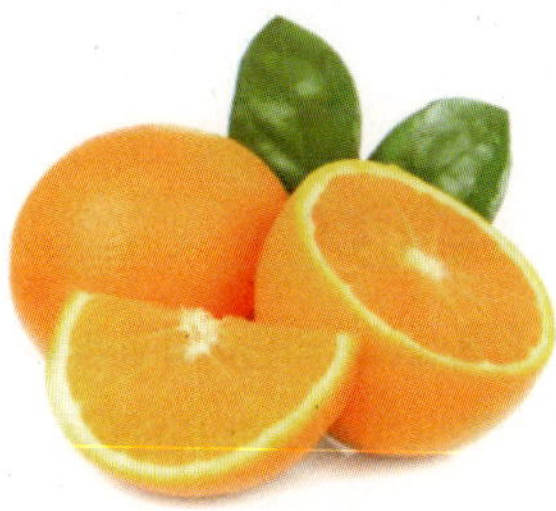

오렌지

그림 3-7 엽산의 급원식품

엽산 이야기

엽산은 무뇌아와 신경관결손증과 같은 선천성기형이 빈번했던 중국 북부지역에 임신 전후에 엽산을 400㎍씩 복용하였더니 80%의 예방효과가 있었다는 연구 결과로 관심이 집중되었다.

미국에서도 1992년부터 가임 여성들에게 수정 1개월 전부터 엽산제를 하루에 400㎍씩 복용할 것을 권하고 있으며, 이미 시리얼이나 파스타와 같은 식품에 엽산을 첨가하여 임신 전부터 엽산제를 복용하는 것이 보편화되어 있다. 대부분의 여성이 임신을 확인하러 병원에 처음 방문하는 시기가 임신 6~7주인데, 엽산이 부족하면 이 시기에 무뇌아와 신경관결손증이 발생할 수 있다.

엽산은 비타민 B_9으로 시금치에서 처음 분리되었으며, 키위, 오렌지주스, 생선, 간에 다량 함유되어 있다. 엽산은 핵산(DNA)의 합성을 위한 메티오닌 생산에 필수적이며 결핍 시 핵산 합성에 문제가 생기고 세포 분열이 정상적으로 진행되지 못한다. 특히, 임신 초기에 결핍되면 태아의 신경관결손이 생기기 쉽다. 그리고 골수에서 적혈구의 조성이 제대로 이루어지지 않아 거대적아구성 빈혈이 발생된다.

거대적아구성 빈혈

체내에 엽산이나 비타민 B_{12}가 부족할 때 세포 분열 속도가 비정상적으로 느려지므로 성숙되지 못한 초기 적혈모구가 골수에 축적되고 일부 순환계에도 미숙한 망상적혈구가 나타나게 된다. 이로 인해 혈중 적혈구 수가 감소되며 비정상적으로 큰 초기 적혈구모세포가 혈액에 나타나므로 이를 거대적아구성 빈혈이라 한다. 특히, 비타민 B_{12}가 결핍되면 적혈구의 거대적아구증이 나타나고 신경의 수초가 파괴되어 신경증세를 동반하는 악성빈혈(pernicious anemia)이 발생한다.

우유와 포장용기

알아두기

비타민 B_2는 황록색이며 라틴어의 yellow를 의미하는 flavus에서 유래되어 리보플라빈(riboflavin)이란 이름을 얻었다.

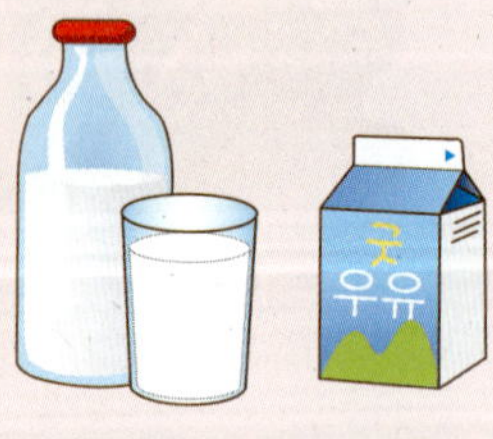

- 우유에 함유되어 있는 리보플라빈은 자외선에 약해 쉽게 파괴되므로 우유를 보관할 때는 불투명한 흰색이나 크림색을 띤 노란색의 왁스 처리된 두꺼운 종이팩에 보관하여야 빛이 우유에 닿는 것을 차단한다.
- 그러나 투명한 플라스틱이나 유리잔은 이러한 효과가 없다. 특히, 탈지우유와 저지방우유는 빛이 닿을 경우 비타민의 손실이 큰데, 이는 지방이 제거된 이후 첨가된 비타민은 빛에 약하기 때문이다.
- 탈지우유를 기존의 두꺼운 종이팩에 보관할 경우 약 2%의 리보플라빈과 15%의 비타민 A만 손상되지만, 투명한 용기에 보관한다면 리보플라빈과 비타민 A 모두 약 70%가 손실된다.

2. 무기질

탄수화물, 단백질, 지방은 탄소를 함유하여 유기질이라 하며 탄소를 함유하지 않은 물질을 무기질이라 한다. 신체의 96%는 탄수화물, 단백질, 지방 등의 유기질과 물이 차지하고 무기질이 나머지 4%를 차지한다.

무기질은 신체조직을 구성하고 대사과정과 효소작용을 조절하며 신경의 자극전달 등 인체 내에서 다양한 기능을 한다. 하루 필요량에 따라 다량 무기질과 미량 무기질로 나누는데, 하루 필요량이 100mg 이상이면 다량 무기질이고 100mg 미만이면 미량 무기질이다.

- 다량 무기질 : 칼슘, 인, 마그네슘, 소듐, 포타슘, 염소, 유황 등
- 미량 무기질 : 철, 아연, 구리, 요오드, 불소, 망간, 셀레늄, 크롬, 몰리브덴 등

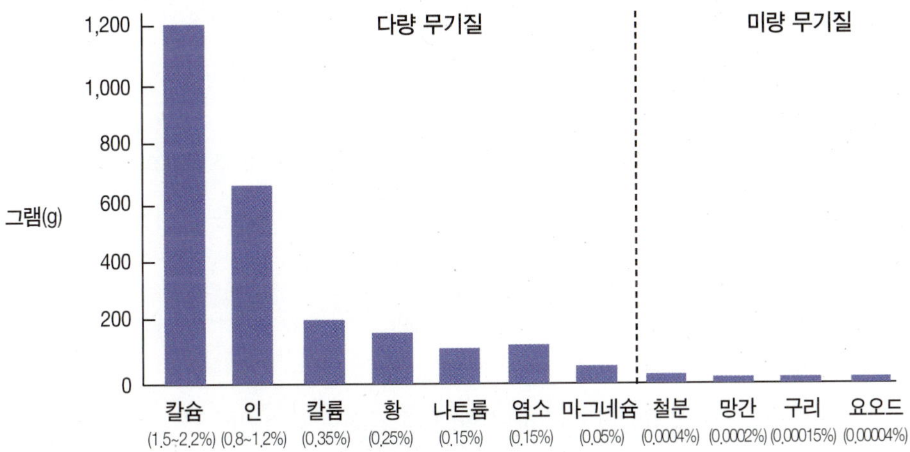

그림 3-8 다량 무기질과 미량 무기질의 체내 함량

1) 다량 무기질

(1) 칼슘, 인, 마그네슘과 뼈의 건강

- 인체 내 무기질 중 칼슘과 인은 골격의 형성과 성장에 매우 중요하다. 칼슘과 인,

마그네슘은 각각 99%, 85%, 60%가 골격과 치아에 존재한다.

- 뼈는 생성과 파괴가 동시에 진행되며 매우 복잡한 신진대사과정을 거치는데, 조골세포와 파골세포가 주요한 역할을 한다.
- 조골세포에서 콜라겐을 분비하여 뼈의 구조물을 형성시키면 혈액 중 떠돌던 무기질이 이 단백질 구조물에 붙어 단단해지면서 석회화가 진행된다.
- 파골세포는 뼈가 필요하지 않은 곳에서 뼈를 계속적으로 분해한다. 성장기에는 조골세포가 우세하여 뼈 형성이 잘 되지만 나이가 들면서 이 균형은 반대로 되어간다.

(2) 뼈의 건강과 영양

- 우리의 몸은 뼈들이 끊임없이 분해되고 다시 만들어진다. 성인의 경우 뼈의 20%가 매년 교체되는데, 식이로 보충되는 무기질의 양이 부족하여 뼈에서 분해되어 나오는 무기질이 더 많으면 골밀도가 낮아지게 된다. 또한 영양결핍이나 운동 부족, 과다한 운동, 인슐린 과다, 흡연, 음주, 잘못된 식습관에 의해 뼈의 건강이 나빠질 수 있다.
- 뼈는 크게 칼슘, 인, 마그네슘으로 구성되는데, 이 세 가지 무기질의 비율이 조화있게 이루어져야 뼈가 튼튼해진다. 칼슘과 인의 섭취비율은 1 : 1~2의 범위 안에 있다.
  - 칼슘을 적게 섭취하고 인을 많이 섭취하면 뼈를 분해하여 뼈의 손실을 가져온다.
  - 마그네슘도 섭취량이 부족하면 혈액 내 칼슘도 감소되어 골다공증의 위험이 증가할 수 있다.
  - 비타민 D는 자외선에 의해 활성화되어 뼈가 칼슘을 잘 흡수할 수 있도록 도와준다.
- 뼈의 건강을 위해서는 알코올과 카페인, 흡연을 줄이고 신선한 채소와 과일, 식물성 에스트로겐 역할을 하는 콩과 두부, 녹차를 섭취하며, 규칙적인 운동과 밝은 햇볕을 쬐는 것이 뼈의 건강에 도움이 된다.

표 3-4 칼슘 흡수에 영향을 미치는 요인

흡수 촉진 인자	흡수 저해요인
• 비타민 D, 비타민 C • 포도당, 유당 • 아동기, 임신기 • 낮은 칼슘 섭취, 칼슘과 인의 비율(1 : 1~2) • 소장 내의 산성 환경 • 부갑상선 호르몬, 에스트로겐	• 비타민 D 결핍 • 탄닌, 과량의 식이섬유, 피틴산, 수산, 지방산 • 폐경, 노인 • 칼슘에 비해 과량의 인, 철분, 아연 • 소장 하부의 알칼리성 환경 • 운동 부족, 스트레스

알아두기

골다공증

- 골다공증은 노령화에 따라 골격 대사 이상이나 칼슘 대사의 불균형으로 인하여 골질량과 골밀도가 감소하여 발생하는 증후군이다. 특히, 폐경기 이후 에스트로겐이 분비되지 않아 신장에서 1,25-$(OH)_2$-비타민 D의 합성이 저해되고, 체내의 비타민 D 부족으로 칼슘의 흡수율이 낮아지게 되어 혈청칼슘농도가 감소하게 되므로 골다공증이 발생한다.
- 혈청칼슘농도가 낮아지면 부갑상선호르몬의 분비를 자극하여 뼈에서 칼슘이 혈중으로 용출되도록 하는 탈석회화를 진행시킴으로써 뼈의 밀도가 감소하여 쉽게 골절이 된다.
- 골다공증의 증상은 요통, 관절통, 척추통증 등 뼈가 쑤시는 통증이며 척추가 굽으면서 신장이 줄어들게 된다. 골다공증 환자는 팔, 척추, 어깨, 엉덩이 등의 골절이 쉽게 일어나고 중년기 이후의 여성에게서 자주 발생되지만 최근 보고에 의하면 남성에게서도 발생된다고 한다.
- 골다공증의 예방은 골질량을 높게 유지하는 것이 최선이며, 이를 위해 골격 구성에 필요한 충분한 양의 칼슘, 적당량의 단백질과 인, 비타민 C와 D 섭취 등 균형된 식이와 적당한 운동이 매우 중요하다.

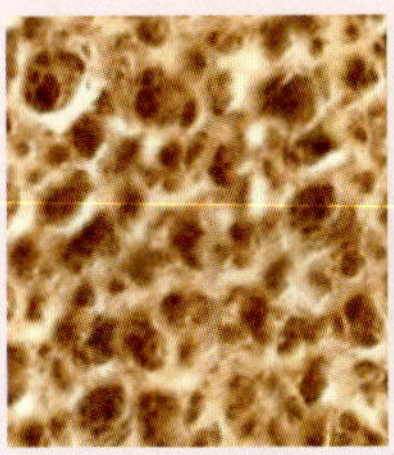
정상인

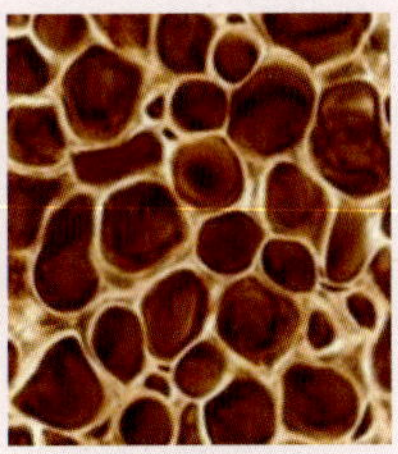
골다공증 환자

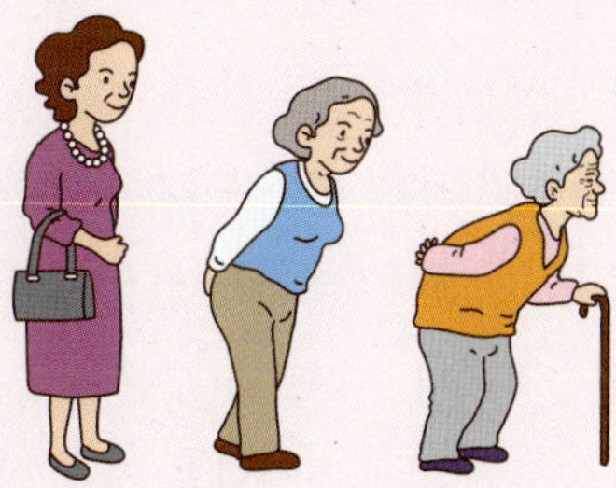

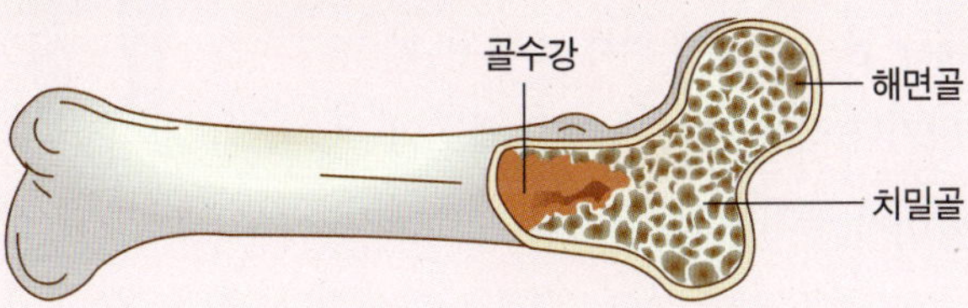

표 3-5 칼슘, 인, 마그네슘의 기능과 급원식품

종류	주요 기능		결핍증	과잉증	급원식품
칼슘	뼈와 치아의 구성	혈액응고, 신경전달, 근육수축, 세포대사	골다공증	신장결석	우유 및 유제품, 뼈째 먹는 생선, 녹색 채소, 칼슘 강화식품
인		세포의 구성 성분(인지질과 핵산), 대사 중간 물질 산, 염기 평형	골격손상, 기능성	골격손실	대부분의 식품에 풍부
마그네슘		효소의 구성 성분, 신경과 심장근육에 작용	허약, 근육통, 심장기능 약화, 신경장애	허약증세	전곡류, 녹황색 채소, 견과류, 콩류

(3) 나트륨, 칼륨, 염소와 수분평형

수분은 신체를 구성하는 성분 중 가장 많이 차지하여 체중의 약 45~70%나 된다. 음료수와 식품을 통하여 하루 필요한 수분공급량을 대부분 제공받으며 체내의 수분은 주로 변을 통하여 약 50~60%가 배설되고, 나머지가 땀이나 부・폐의 호흡, 대변을 통하여 배설된다. 이와 같이 수분 섭취량과 손실량이 균형을 이룰 때 체내의 수분평형이 이루어진다. 세포 내에 존재하는 수분을 세포내액이라 하며, 체내 총수분량의 2/3를 차지한다. 세포 바깥에 존재하는 체액과 혈액을 합쳐서 세포외액이라 하며 체내 수분 함량의 1/3을 차지한다. 수분은 체내 삼투압의 조절과 수분 및 전해질의 적절한 균형을 유지하는 데 필수적이다. 세포 내 수분은 주로 칼륨과 인의 농도에 의해 조절되고, 세포 외부의 수분은 주로 나트륨과 염소 농도에 의해 조절된다.

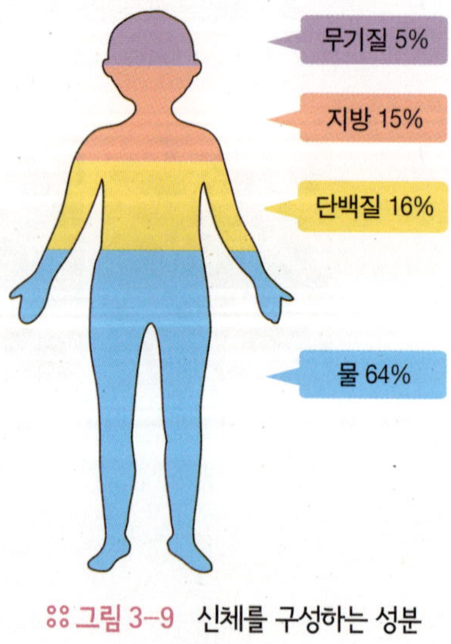

그림 3-9 신체를 구성하는 성분

짠 음식을 먹거나 땀을 많이 흘리면 세포외액의 나트륨 농도가 증가되고, 증가된 나트륨의 농도를 낮추기 위해 세포내액의 수분이 세포 밖으로 이동하게 된다. 이때 세포내액의 수분 함량이 일정수준 이하로 낮아지면 두뇌에서 갈증을 느끼게 하여 물을 마시게 함으로써 수분평형을 이룬다.

물을 다량 섭취하여 세포외액의 전해질 농도가 낮아지면 신장에서 소변을 많이 배출하도록 하여 수분평형을 이룬다.

표 3-6 나트륨, 칼륨, 염소의 기능과 급원식품

종류	주요 기능	결핍증	과잉증	급원식품
나트륨	• 수분평형 • 산 · 염기평형 • 신경자극전달	• 근육경련 • 식욕감퇴	• 고혈압 • 고칼슘뇨증	식염, 장류, 화학조미료, 라면 등 가공식품
칼륨	• 수분평형 • 산 · 염기평형 • 신경자극전달	• 근육경련 • 식욕감퇴 • 부정맥	• 근육 약화 • 심장마비 • 부정맥	시금치, 바나나, 오렌지주스, 채소, 과일, 육류, 우유, 두류, 전곡류
염소	• 수분평형 • 신경자극전달 • 위산 생성	유아의 경우 경련	고혈압	식염, 채소, 가공식품

알아두기

식염과 고혈압

일반적으로 고혈압은 나이, 비만, 비활동성, 과음 등이 주원인이라 할 수 있다. 그리고 과잉의 소금 섭취도 혈압을 높일 수 있다. 그러나 식염을 과다 섭취한다고 모두 고혈압 증상을 보이는 것은 아니며, 유전적으로 나트륨에 민감한 사람들에게 고혈압의 발생률이 증가한다.

- '나트륨 민감형'이란 신체 내의 나트륨의 농도를 조절하는 문제가 있는 사람들로서 과잉의 소금을 신장으로 배설시키는 데 문제가 발생한다.
- 그러나 주요한 원인이 나트륨인지 염소인지 확실하지 않으며, 나트륨이 혈압을 높일 것이라는 기전 또한 분명하지 않다.
- 단지 고혈압 초기의 요법으로 의사들은 이뇨제와 같은 항고혈압 약물과 함께 나트륨 섭취를 제한하는데, 이것은 혈압을 조절하는 효과를 보이고는 있다. 이 때문에 소금 섭취량이 고혈압과 관련하여 주목받고 있다.

알아두기

운동과 스포츠 음료

땀을 흘리면 체액이 손실되는 것을 의미하므로 이때, 수분을 보충하지 않으면 탈수와 체온상승을 초래한다. 체중의 약 1% 수분이 손실되면 목마름이 일어나며, 체중의 3~4% 수분이 손실되면 소변량 감소, 입의 건조, 구토, 불안정한 심리상태 등이 나타난다.

취미로 운동을 할 경우 수분보충은 물로도 충분하며, 1시간 이상의 고강도 운동을 하는 운동선수나 60~90분 이상 운동(마라톤, 철인 3종 경기, 축구, 테니스)을 하면서 에너지 소비가 많을 경우에는 스포츠 음료(50~80Kcal/200mL와 약간의 전해질)가 운동수행력에 더 적합하다.

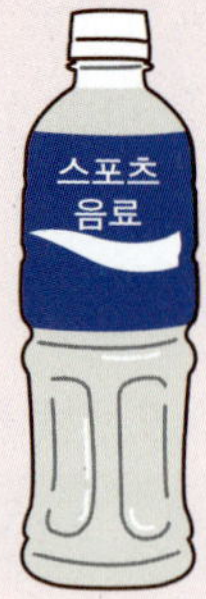

알아두기

운동과 근육경련

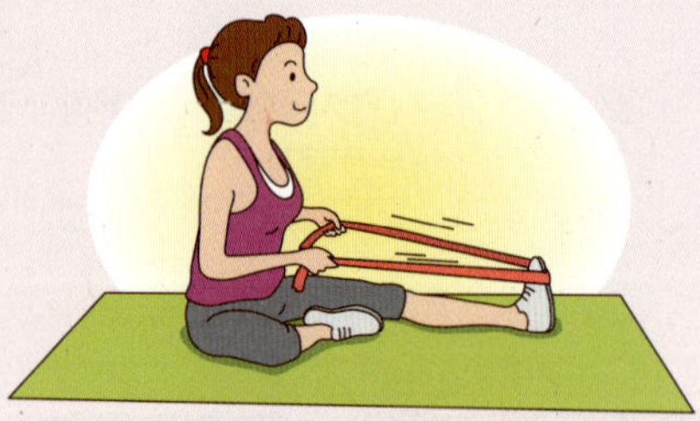

운동을 시작하면 초기에는 땀을 통해 수분과 함께 전해질이 손실된다. 땀은 나트륨, 칼륨, 인산, 염소, 칼슘, 마그네슘 등 전해질을 포함하고 있으며 이 중 나트륨은 땀으로 손실되는 주요 이온으로 세포 외액에 많이 들어 있고 체수분량을 조절하는 역할을 한다.

운동으로 인하여 땀을 흘리게 되면 세포막 내외의 나트륨, 염소, 칼륨 농도가 변화되어 근육경련의 주된 원인이 된다. 근육경련은 무리한 운동에 의한 근육 내 영양소와 산소의 결핍, 수분 부족, 젖산 같은 노폐물의 축적 등으로 생길 수 있으며 근육경련이 발생했을 때는 뭉친 근육을 반대 방향으로 잡고 늘려주는 스트레칭이 필요하다.

근육경련 대처법으로는 다음과 같다.

- 평소에 녹색 채소, 콩류, 견과류, 다시마 등 마그네슘이 풍부한 음식을 충분히 섭취한다.
- 운동 전에 수분과 탄수화물이 풍부한 음식을 섭취하는 것이 좋다.
- 일상생활에서 과도하지 않게 주의하며 스트레칭으로 근육의 긴장을 자주 풀어준다.
- 따뜻한 물에 다리를 담그고 근육을 풀어준다.

2) 미량 무기질

미량 무기질은 체중의 0.005% 미만으로 존재하고 있고 하루 필요량도 매우 적지만 인체의 생명 유지에 필수적인 영양소이다. 매우 적은 양이 필요하지만 장기간 결핍되거나 과다 섭취하면 결핍증과 중독이 발생된다. 미량 무기질들은 서로 간에 영향을 미치는데, 어떤 무기질이 식이에 얼마나 존재하는지, 또한 체내의 이용률이 어떤지에 따라 다른 무기질의 흡수와 대사에 영향을 미친다. 그러므로 미량 무기질을 적정량 섭취하기 위해서는 다양한 식품을 섭취하는 것이 좋다.

표 3-7 미량 무기질의 기능과 급원식품

종류	주요 기능	결핍증	과잉증	급원식품
철분	헤모글로빈 성분, 면역기능, 인지발달	철분결핍성 빈혈	혈색소증	육류, 해산물, 강화시리얼
아연	효소의 구성요소, 생체막 구조와 기능 유지	성장지연, 피부발진, 식욕부진	설사, 근육경련, 면역기능 저하	굴, 새우, 게, 육류, 전곡류
요오드	갑상선호르몬의 성분	갑상선종	갑상선기능항진증, 갑상선중독증	해조류, 생선, 요오드 강화 소금
불소	충치 예방	치아부식	골격퇴화, 위장 장애, 치아침착증	치약, 해조류, 불소화된 물
셀레늄	항산화 작용, 비타민 E 절약작용	근육통, 근육약화	구토, 메스꺼움, 탈모, 간질환	육류, 난류, 해산물, 견과류, 통밀

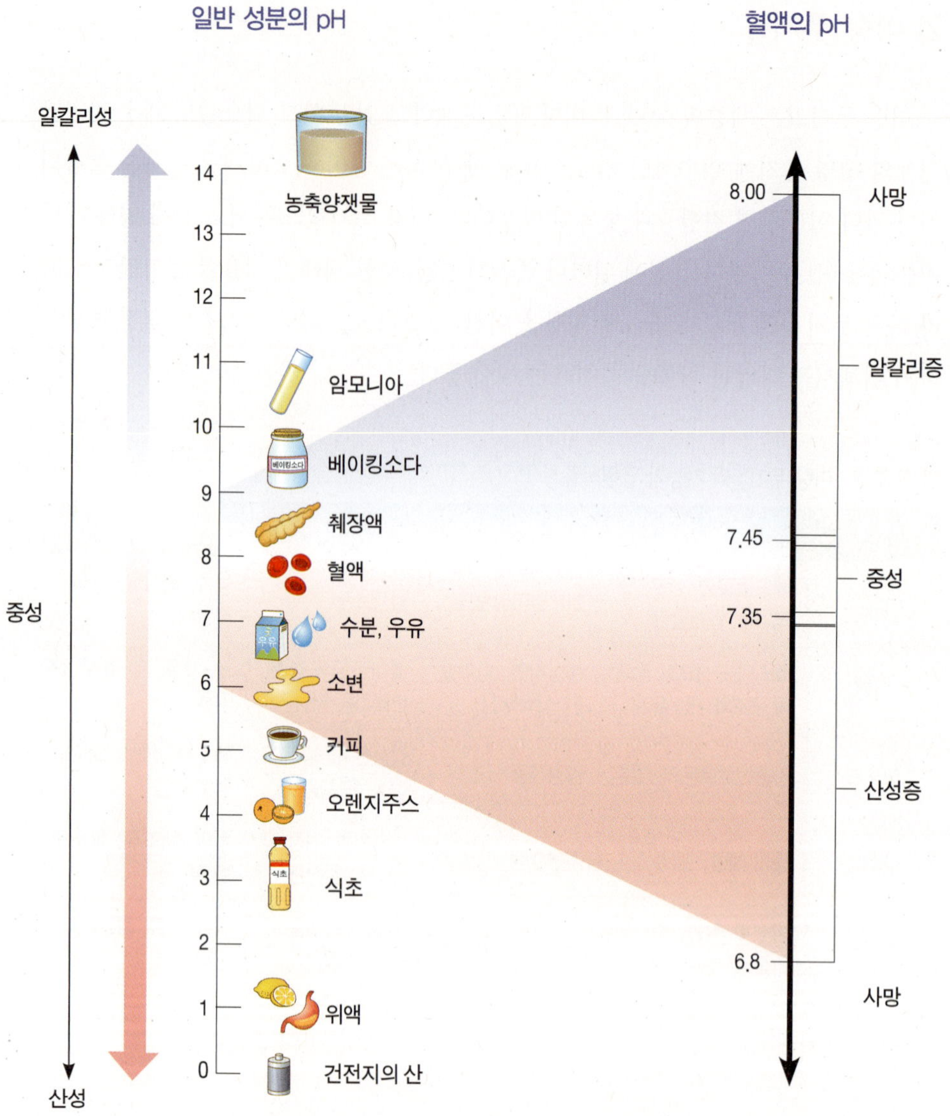

⁘ 그림 3-10 여러 물질의 pH 수준과 혈액의 pH 범위

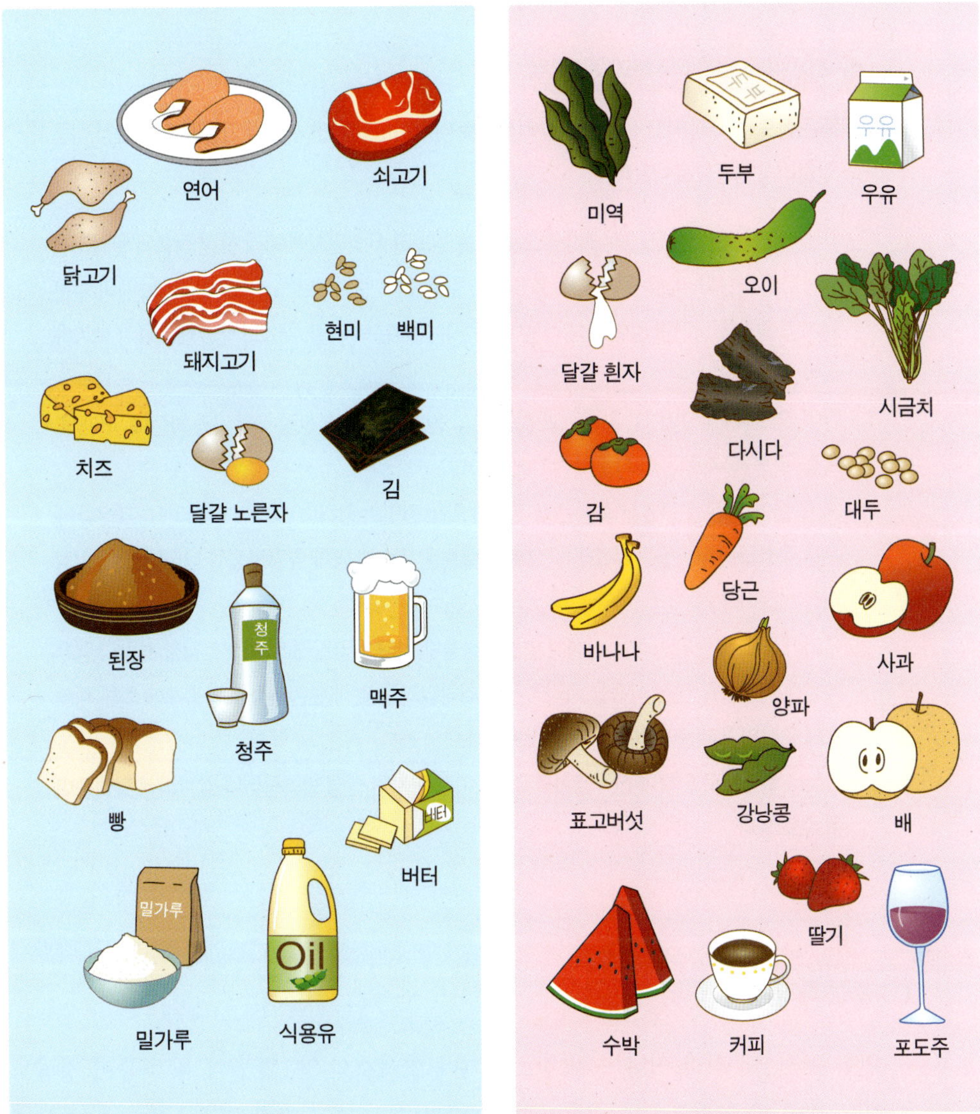

산성식품　　　　알칼리성식품

그림 3-11 산성식품과 알칼리성식품

알아두기

산성식품과 알칼리성식품

식품은 산도(pH)에 따라 산성과 알칼리성으로 나누기도 하지만 구성 무기질에 따라 산성 식품과 알칼리성 식품으로 나눈다.

- 어떤 식품을 연소시켰을 때 최종적으로 남는 원소가 무엇인지에 따라 산성 식품과 알칼리성 식품으로 나눈다. 예를 들어, 나트륨(Na^+), 칼륨(K^+), 칼슘(Ca^{2+}), 마그네슘(Mg^{2+})과 같은 염기성 원소를 남기면 알칼리성 식품이라 하며 대부분의 과일, 채소, 버섯, 해조류가 여기에 속한다.
- 반면, 염소(Cl^-), 인(P^-), 황(S^-)과 같은 산성 원소를 남기면 산성 식품이라 하는데, 어패류, 육류, 곡류, 유지류 등의 식품이 여기에 속한다.
- 예를 들어, 레몬은 구연산과 같은 유기산에 의해 신맛이 강하며 pH2인 산성이다. 그러나 레몬을 구성하는 무기질은 주로 칼륨으로서 칼륨은 몸속에 남아 알칼리성을 나타내므로 알칼리성 식품이다.
- 우리가 먹고 있는 일상식은 산성과 알칼리성을 동시에 공급하게 되므로 건강한 사람의 경우에는 일시적으로 산성 식품을 과다하게 섭취하더라도 혈액에 존재하는 완충제에 의해 재빠르게 중화되기 때문에 걱정하지 않아도 된다.
- 그러나 질병으로 인하여 산 · 염기조절기능이 떨어지면 산성 혈액증이나 알칼리성 혈액증이 올 수도 있다.

(1) 철분과 빈혈

빈혈은 적혈구의 양이나 수가 감소하거나 혈색소의 양, 혈구의 용적 등이 정상보다 감소하여 혈액이 묽어져 있는 상태를 말한다. 적혈구나 헤모글로빈은 우리 몸에 산소를 공급하는데, 이들이 부족하면 혈액으로 운반하는 산소량이 줄어들어 빈혈증상이 나타난다. 결국 빈혈 환자들은 뇌에 산소의 공급이 부족하기 때문에 어지럼증을 느끼게 되는 것이다. 주로 임신부나 수유부, 다이어트를 하는 젊은 여성에게 발생한다.

빈혈에 대한 WHO 기준

- 헤모글로빈이 정상치에 비해 10~15% 정도 저하
- 성인남자 13g/dL, 성인여자 12g/dL 이하

① 원인에 따른 분류

- **철결핍성 빈혈**

빈혈 중 가장 흔하며 사춘기 여성에게 많은데, 적혈구를 만드는 영양소인 철분의 부족으로 헤모글로빈 합성이 저하되어 발생된다. 철분 함유 음식의 섭취 부족, 철분의

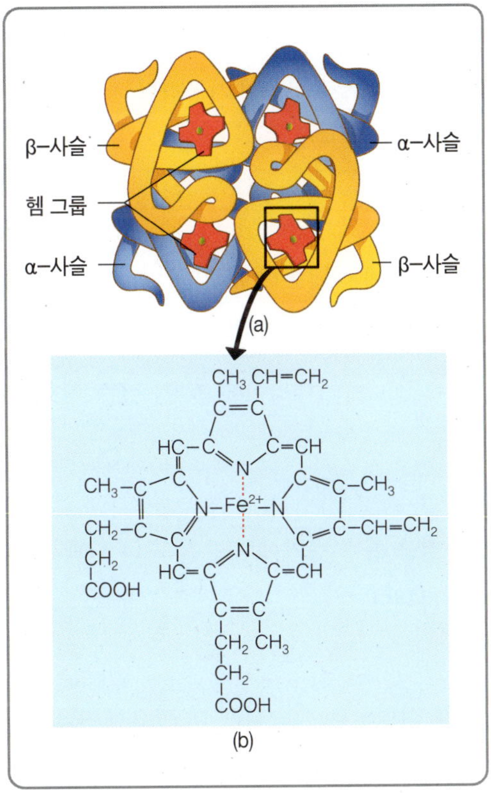

:: 그림 3-12 헤모글로빈(a)과 헴(b)의 구조

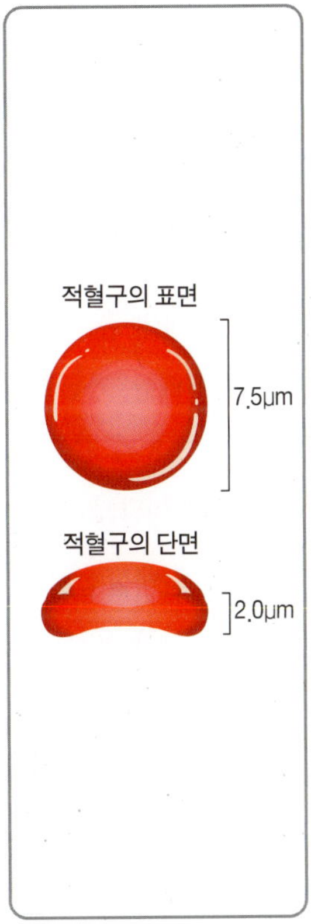

:: 그림 3-13 적혈구의 형태

위장관 내 흡수장애, 왕성한 발육으로 인한 철분 요구량의 증가, 만성출혈로 인한 철분 손실의 증가로 발생한다.

- **재생불량성 빈혈**

선천적 또는 후천적 원인으로 아직 정확한 원인은 규명되지 않았지만 골수기능에 이상이 생겨 조혈세포 이상으로 혈액을 만드는 기능이 전체적으로 감소되어 적혈구, 백혈구, 혈소판이 감소한다.

- **거대적아구성 빈혈**

적혈구가 형성되기 전 단계의 적아구세포의 증식 이상으로 발생한다. 적아구세포가 완전한 적혈구로 형성이 되는 과정에서 중요한 역할을 하는 비타민 B_{12}나 엽산의 결핍으로 발생한다.

- **혈액 손실에 의한 경우**

사고로 인한 외상이나 수술, 분만 등 대량의 출혈로 인해 적혈구가 손실되어 발생하는 일시적인 빈혈로 수혈이나 적절한 공급으로 회복이 가능하다.

② 식사요법

- **철분 섭취 증가**

식이 철분의 체내 흡수율은 5~10%로 매우 낮으며 주요 급원식품은 간, 굴, 달걀 노른자, 육류, 어패류, 가금류 등이다. 급원식품에 따라 철분 흡수율이 차이가 나는데, 동물성 단백질 식품의 철분 흡수율은 10~30%이며 곡류, 콩류, 녹색 채소류의 철분 흡수율은 2~10%이다.

- **양질의 동물성 단백질 섭취 증가**

육류, 어패류 등 동물성 단백질은 철분 흡수 증가에 도움을 주나 단백질이 부족하면 골수에서 혈액을 만드는 기능이 저하된다.

- **비타민 B_{12}와 엽산 충분히 섭취**

비타민 B_{12}와 엽산은 적아구세포가 적혈구로 성숙되는 데 필요한 영양소이다. 이 중 비타민 B_{12}는 간과 허파를 포함한 육류, 어류, 난류, 유제품 등 동물성 식품에 풍 부하며 엽산은 동물의 간, 식물의 씨, 열매, 채소에 다량 함유되어 있다.

표 3-8 권장식품과 제한식품

구분	역할	영양소	함유식품
권장식품	혈색소 생성	철	간, 굴, 달걀 노른자, 살코기, 조개류(대합, 바지락), 해조류(다시마, 미역), 깨, 푸른잎 채소(깻잎, 무청, 시금치, 부추)
		단백질	고기, 생선, 달걀, 콩, 두부, 두유, 치즈
	조혈촉진	비타민 B_{12}	간, 굴, 정어리, 분유, 달걀 노른자
		엽산	간, 소맥배아, 시금치, 땅콩, 연어
		비타민 C	굴, 레몬, 토마토, 딸기, 피망, 풋고추, 케일, 갓, 시금치, 근대, 연근, 무청, 감자
제한식품			커피, 녹차, 홍차(식후 1시간 내)

- **비타민 C 충분히 섭취**

십이지장에서 철분의 흡수에 도움을 주며 급원식품은 감귤류, 딸기 등의 과일이나 신선한 채소이다.

- **철분 흡수를 저해하는 요인 피함**

커피, 녹차, 홍차 등에 함유되어 있는 탄닌은 철분과 결합하여 흡수를 저해한다. 그러므로 식사 도중이나 식후 1시간 이내에 커피, 녹차, 홍차를 마시거나 흡연을 하는 것을 피해야 한다.

(2) 요오드와 갑상선질환

식이로 섭취된 요오드는 흡수되어 혈액 중에 분포하고 갑상선호르몬 합성을 위해 갑상선에 축적된다. 갑상선호르몬은 우리 몸의 신진대사의 속도를 조절하고 성장발달을 촉진하는 역할을 하는데, 갑상선호르몬이 많이 나오면 신진대사가 빨라지고 조금 나오면 신진대사가 느려진다. 요오드가 결핍되면 단순갑상선종에 걸리게 되고, 과잉되면 갑상선기능항진증이 유발된다. 요오드는 다시마, 미역과 같은 해조류와 고등어, 갈치 등의 어패류가 좋은 급원이다.

① 갑상선기능항진증

갑상선에서 분비되는 호르몬이 어떠한 원인에 의해서 과다하게 분비되어 갑상선 중독증을 일으키는 상태이다. 이 증상이 심하면 사망에 이르게 되는데, 이를 갑상선기능항진증의 발작 또는 급성발작이라 한다.

• 원인

하수체 선종, 인융모상선 자극호르몬hCG을 분비하는 종양이 있는 경우, 이 종양에서 갑상선자극호르몬이 과다 분비되어 발생한다. 또한 갑상선호르몬제나 요오드를 과량 섭취할 경우 발생한다.

• 증상

기초대사율이 높아서 식욕은 왕성하지만 체중이 감소된다. 더위를 참지 못하고 맥박이 빨라지며, 두근거림, 손 떨림이 나타나며 대변의 횟수가 증가한다.

피로감, 불안감 및 초초함이 나타나고 근력 약화로 인한 근육이 마비되며 가슴이 아프다고 느끼거나 숨이 차다고 느껴진다. 눈이 튀어나오거나 안구건조증 및 각막염, 복시 등의 증상이 나타난다→ 그레이브스 안병증.

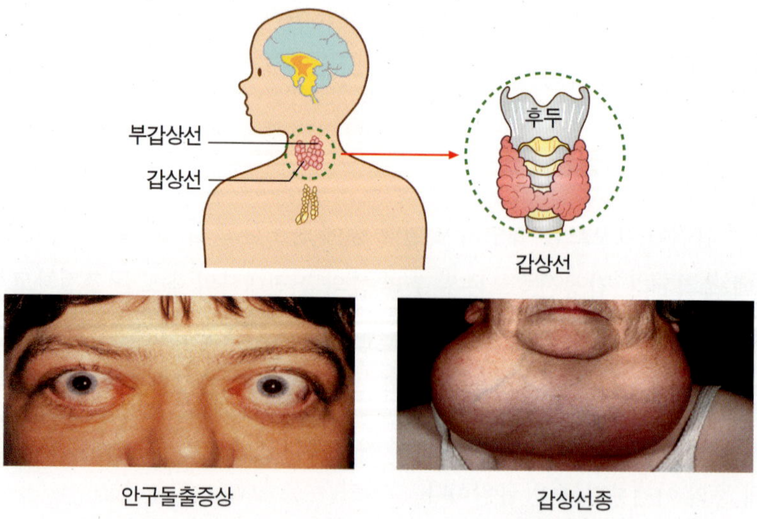

그림 3-14 갑상선의 구조와 갑상선질환 증세

② 갑상선 기능저하증

태아기부터 갑상선의 형성부전이나 갑상선호르몬의 합성에 장애를 일으켜 발생되는데, 조기에 발견하지 못하면 심각한 지능 저하가 발생하고 성장발달이 지연된다. 그러나 생후 1개월 이내에 바로 진단하여 치료하면 정상적인 발달을 유도할 수 있다.

- **원인**

전체 원인의 약 90%를 차지하는 갑상선 형성 부전은 태아시기에 갑상선이 형성되는 과정에 장애가 발생되거나 아예 갑상선이 없는 상태로 출생한다. 나머지 10%는 갑상선호르몬 합성장애로 어머니의 항갑상선제 사용이나 갑상선 자극호르몬의 결핍, 갑상선호르몬의 원료가 되는 요오드 섭취가 부족했을 때 발생된다.

- **증상**

생후 3~4개월째에는 과다수면, 수유에 관심을 보이지 않음, 낮고 거친 우는 소리, 장시간 지속되는 황달, 저체온, 두꺼운 혀, 건조하고 두꺼운 찬 피부, 넓고 낮은 코, 심비대, 골성장 지연 등의 증상이 나타난다. 영아기 이후에는 작은 키, 짧은 사지와 목, 상체가 하체보다 큰 비율로 나타난다.

성인의 경우 기초대사율이 낮아져 체중이 증가하고 주로 20~50대 여성에게서 많이 발생하는데, 호흡곤란, 거칠고 건조한 피부, 목이 붓고 삼키기 곤란한 증상이 나타난다.

3. 물

물은 탄수화물, 단백질, 지방, 비타민, 무기질과 함께 6대 영양소의 하나이다. 사람은 식품을 섭취하지 않으면 약 8주 정도 버틸 수 있으나 물은 다른 영양소와는 달리 체내에 저장을 할 수 없으므로 며칠만 못 마셔도 살지 못한다. 수분은 신체를 구성하는 성분 중 가장 많은 부분을 차지하는데, 아기일 때는 70% 정도 차지하나 성인이 되면 약 50~60% 정도로 감소하고 노인이 되면 더 감소하며, 남성에 비해 여성의 신체 총수분 함량이 적어지는데, 이는 근육조직이 줄어들기 때문이다.

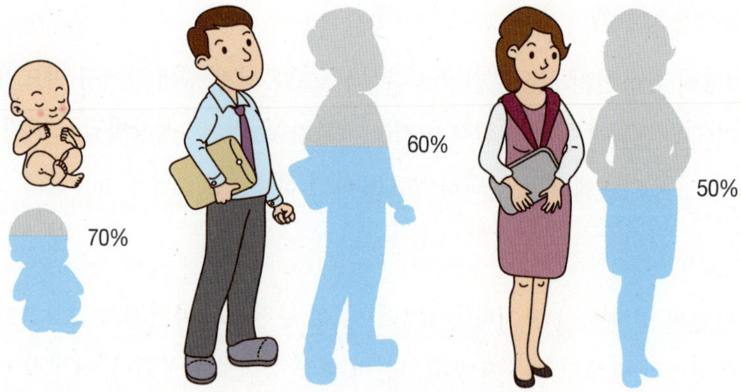

그림 3-15 신체 내 수분 함량

1) 물의 체내 기능

- 신체의 60~70%가 물로 구성된다.
- 신체 내에서 영양소와 노폐물을 운반하여 주는 수송의 역할을 한다.
- 체온조절기능을 한다.
- 외부의 충격으로부터 주요 장기눈의 수정체, 관절, 태아를 보호하는 양수를 보호한다.
- 체액의 전해질 농도와 산 · 염기의 평형을 유지한다.
- 위장관, 호흡계 및 관절 등의 점막을 부드럽게 하는 윤활유의 역할을 한다.
- 체내에서 진행되는 다양한 반응에 사용되는 화합물질을 녹이는 용매 역할을 한다.

2) 수분의 필요량

성인의 경우 소비한 열량 1kcal당 1mL의 수분을 권장하는데, 2,000kcal의 열량을 섭취할 경우 2L의 수분이 필요하다. 즉, 수분섭취량은 식품으로써 500~800mL 정도 섭취하며 물이나 음료수로서 섭취하는 것이 1,000~1,200mL, 체내 대사과정 중에 생성된 수분이 약 350mL 정도이다. 그리고 수분배설량은 땀과 호흡으로 약 800mL, 소변으로 약 1,100mL, 변으로 약 100mL 정도 배설한다. 그러나 수분의 필요량은 여러 가지 이유로 달라지는데, 유아, 어린이, 노인의 경우 수분을 더 많이 섭취해야 하며,

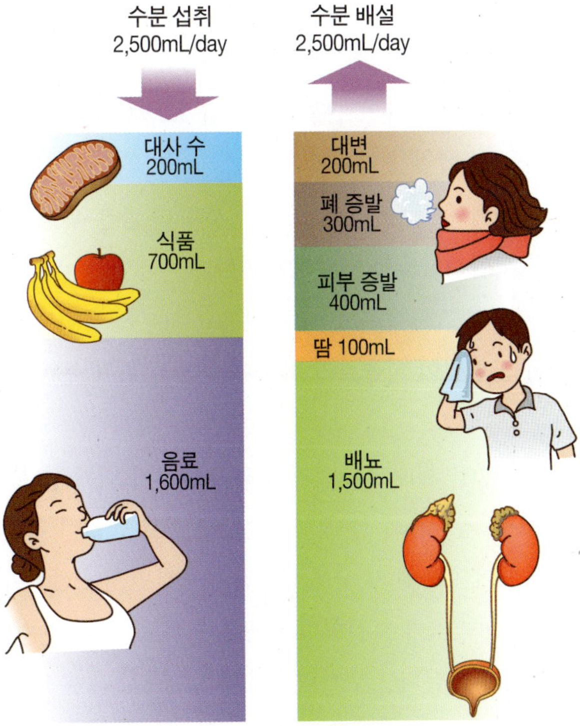

그림 3-16 수분평형

운동이나 발열 등으로 체온이 올라갈 경우, 임신이나 수유 시, 짠 음식이나 카페인·알코올 음료 섭취 시, 약물 복용 시 수분의 필요량이 증가한다.

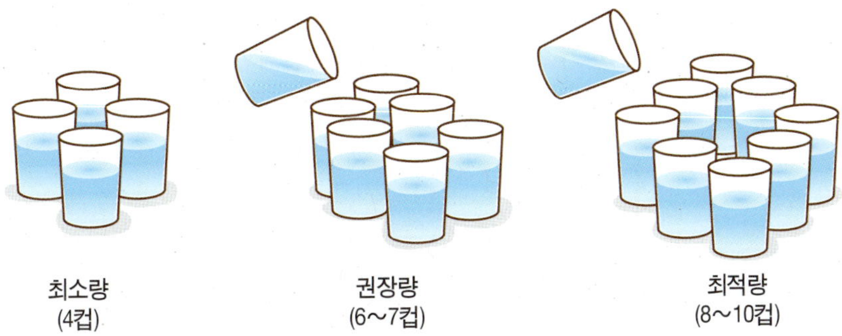

그림 3-17 하루에 필요한 수분의 양

3) 수분 결핍

- 성인의 경우 수분이 부족하면 갈증의 신호를 보냄으로써 수분 섭취를 정상적으로 유도하여 수분의 섭취가 이루어진다.
- 그러나 성인에 비해 유아, 어린이, 노인의 경우 더 많은 수분을 섭취해야 하며 의식적으로 수분을 섭취하도록 주의해야 한다.
- 유아의 경우 체중의 70%를 수분이 차지하고 피부를 통한 수분 손실이 더 크며 갈증을 표현하는 방법이 미숙하기 때문에 수분 섭취가 부족하지 않도록 주의해야 한다.
- 노인의 경우도 갈증을 제대로 느끼지 못하여 탈수가 되기 쉽다.
- 감염에 의한 고열, 장기간의 설사, 더운 날 수분 보충 없이 격심한 육체운동으로 인한 과도한 발한이 계속될 때 수분 섭취가 부족하면 탈수현상이 나타날 수 있다.
- 체내 총수분량의 1~2%가 손실되면 갈증을 느끼고, 4%가 손실되면 근육이 피로해지며 10~12%가 손실되면 무기력증에 빠지고 20%가 손실되면 혼수상태가 일어나 생명을 잃게 된다.

4) 물 중독

물 중독은 신장에서 배설하기 어려운 정도로 과량의 물을 섭취하거나 충분한 양의 전해질이 부족한 물을 섭취하였을 경우 발생된다. 신장에서 배설할 수 있는 한계량 이상의 물을 섭취할 경우 시야가 흐려지고 두통, 경련, 발작이 일어나면서 사망에 이르게 된다.

당뇨병과 영양

CHAPTER

4

당뇨병은 탄수화물과 관련된 대표적인 질환이다. 당뇨는 췌장의 β-세포에서 분비되는 인슐린 호르몬이 제 기능을 하지 못하여, 혈액으로 들어오는 당이 조직으로 정상적으로 이동되지 못하게 되고 쌓임으로써 소변으로 배설되는 현상을 말한다.

1. 당뇨병이란?

우리가 섭취하는 식품 속의 영양소는 흡수되어 혈액으로 이동한다. 당뇨병은 혈액으로 들어온 포도당이 인슐린이라는 호르몬에 의해 세포 내로 이동하여 이용되어야 하는데, 인슐린의 부족이나 장애로 인해 정상적으로 이용되지 못하는 것을 말한다.

즉, 당뇨병은 체내에서 포도당을 정상적으로 이용할 수 있게 조절하는 인슐린 호르몬의 장애로 포도당이 조직 내 세포로 이용되지 못하여 혈액에 쌓여 소변으로 당이 배설되어 낭비되는 현상이다.

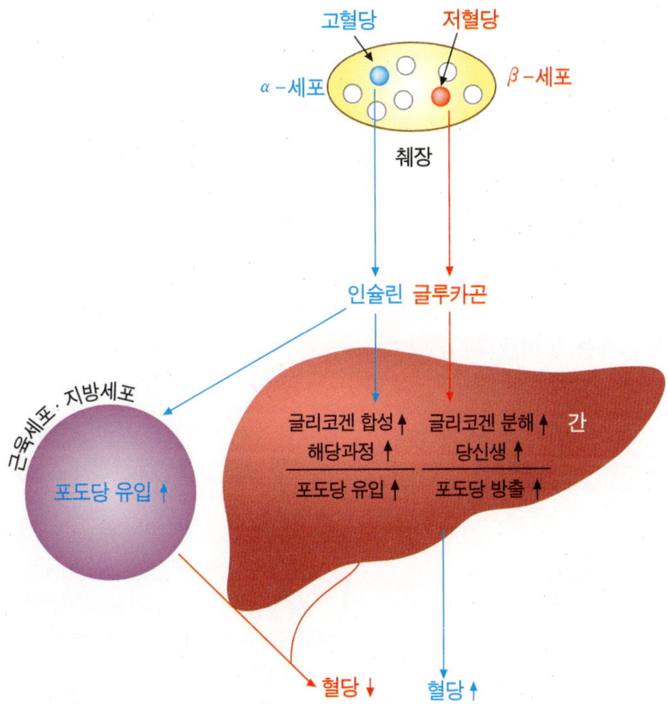

그림 4-1 인슐린의 혈당 강하작용과 글루카곤의 혈당 상승작용

2. 당뇨병의 증상

- 다뇨잦은 소변
- 다갈심한 갈증
- 다식음식을 많이 먹게 됨
- 빈번한 공복감, 피로, 전신권태
- 땀과 한기, 피부 끈적거림
- 시야가 선명하지 않고 감각손실
- 허기, 허약, 두통, 정서불안
- 체중감소

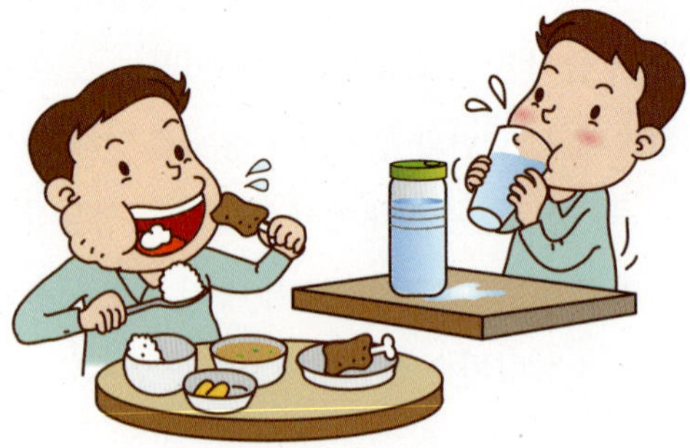

그림 4-2 당뇨병의 증상

3. 당뇨의 위험요인

당뇨병의 위험요인으로는 유전적인 요인, 연령과 성별, 비만, 노화, 임신, 스트레스, 감염 및 약물 복용 등이 알려져 있다.

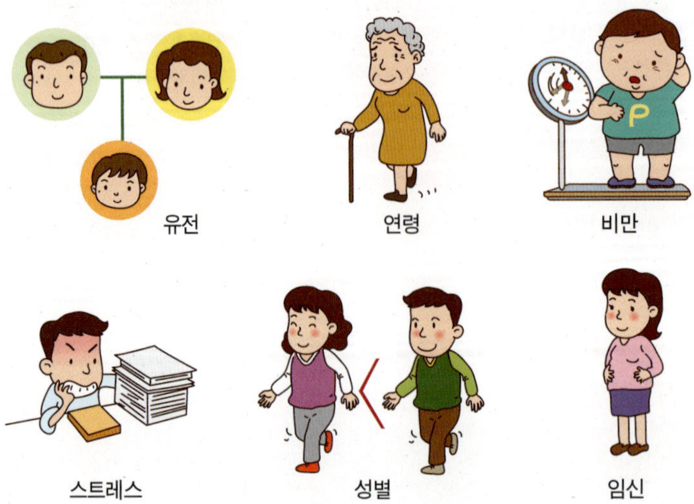

그림 4-3 당뇨병의 위험인자

4. 당뇨의 진단

1) 공복 시 혈당검사

공복 시 혈당의 정상범위는 70~115mg/dL이다. 일반적으로 공복 시 혈당이 126mg/dL 이상이면 당뇨로 진단한다.

2) 당내성검사

포도당 내성검사는 포도당이 세포 내부로 얼마나 잘 유입되는지를 측정하는 검사로 75g의 포도당을 경구투여하고 혈당을 측정한다. 정상인은 투여 후 30분 후에 최대치인 120mg/dL이 된 후 다시 감소해 2시간 후에는 정상수준 이하로 떨어진다. 반면, 당뇨병인 경우 200mg/dL 이상으로 올라간다.

표 4-1 공복혈당과 당내성 검사에 의한 당뇨병 판정기준치 (단위 : mg/dL)

구분	공복혈당	식후 2시간
정상	110 미만	140 미만
공복혈당장애	110~125	140 미만
내당능장애	126 미만	140~199
당뇨병	126 이상	200 이상

출처 : International Diabetes Center

5. 당뇨의 종류

1) 제1형 당뇨(소아당뇨, 선천적 당뇨)

주로 30세 이전에 발병되며 당뇨병환자의 15~20% 정도가 제1형 당뇨에 해당된다. 인슐린의존성 당뇨병에 해당되며, 췌장의 β-세포에서의 인슐린 분비량이 부족하거나, 거의 분비되지 않는 경우로 반드시 인슐린으로 치료해야 한다.

- 증상 : 다식, 다갈, 다뇨, 체중감소
- 처방 : 인슐린 주사요법 및 식이운동처방

2) 제2형 당뇨(성인당뇨, 후천적 당뇨)

인슐린비의존형으로 40세 이후에 주로 발병되며, 우리나라 당뇨 대부분이 이 경우에 해당된다. 인슐린기능장애로 포도당이 세포 내로 이동하지 못하여 효율적으로 이용되지 못하는 경우이다.

- 증상 : 다갈, 피로감, 잦은 공복감, 권태, 신경계 합병증
- 처방 : 식사요법, 약물, 운동요법

3) 임신성 당뇨

임신성 당뇨는 임신 중 인슐린저항성 증가에 따른 포도당 내성의 저하로 발병되며 출산 후 대부분의 경우 정상으로 회복되나 후천성 당뇨로 갈 경우가 30~60%로 높고, 기형아 출산 가능성도 높다.

6. 당뇨의 합병증

- 시각 관련 : 근시, 백내장, 망막증
- 당뇨성 신증 : 만성신부전증
- 심혈관병변 : 심근경색, 뇌졸중
- 신경증 : 손발 무감각, 족부궤양
- 중성지방 증가, LDL-콜레스테롤 증가 등 대사 이상

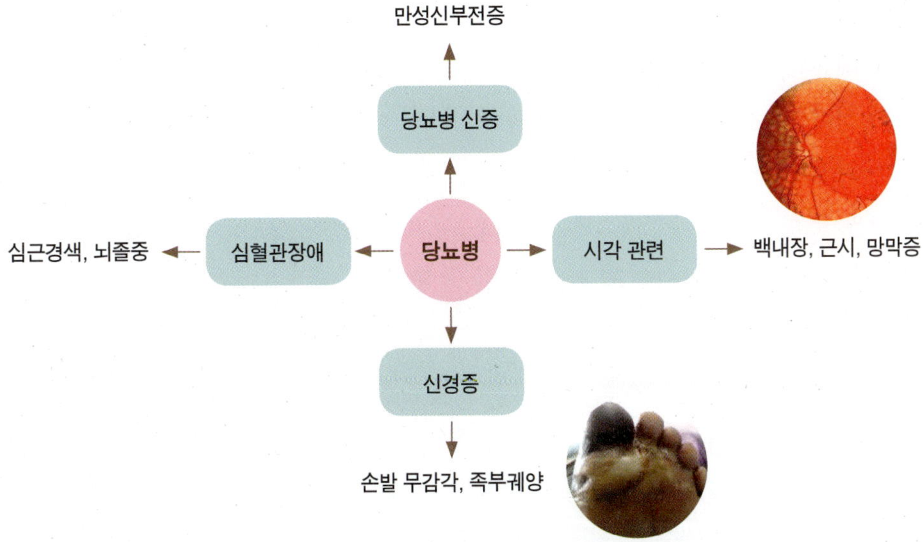

그림 4-4 당뇨의 합병증

7. 당뇨의 합병증을 알기 위한 수칙

- 정기적으로 혈당 점검하기
- 철저한 혈압관리
- 짜거나 달게, 많이 먹지 않기
- 콜레스테롤, 중성지방 낮추기
- 술은 절제하고 금연하기
- 규칙적인 운동

8. 당뇨의 식사원칙

- 단당류꿀, 물엿, 초콜릿 등 섭취를 줄이고 복합다당류 형태로 섭취한다.

- 포화지방산은 줄이고, 불포화지방산 비율을 높인다.
- 어유fish oil를 보충한다1일 1회 생선요리를 메인으로 섭취.
- 식이섬유소fibe, 비타민 B_6가 효과가 있다.
- 과일, 채소, 두류를 권장한다.
- 동물성 지방, 특히 콜레스테롤이 많은난황, 오징어, 명란젓, 내장 등 식품 섭취를 줄인다.
- 혈당지수가 낮은 식품 위주로 메뉴를 구성한다.
- 규칙적으로 정해진 시간에 일정한 양의 식사를 한다.

표 4-2 식품군별 혈당지수

<table>
<tr><th colspan="2">높은 식품군
(70 이상)</th><th>혈당
지수</th><th colspan="2">중간 식품군
(56~69)</th><th>혈당지수</th><th>낮은 식품군
(55 이하)</th><th>혈당지수</th></tr>
<tr><td colspan="2">쌀(백미)</td><td>70~90</td><td colspan="2">쌀(현미)</td><td>50~60</td><td>두류(콩)</td><td>18</td></tr>
<tr><td rowspan="2">빵</td><td>흰 식빵</td><td>70</td><td rowspan="2">빵</td><td>보리 빵</td><td>65</td><td>빵(전곡류 빵)</td><td>30~45</td></tr>
<tr><td>프랑스 빵</td><td>95</td><td>귀리 빵</td><td>65</td><td rowspan="2">아침식사용 곡류
(올브란)</td><td rowspan="2">42</td></tr>
<tr><td colspan="2">감자</td><td>80~100</td><td colspan="2" rowspan="2">아침식사용 곡류
(잡곡 플레이크)</td><td rowspan="2">66</td></tr>
<tr><td colspan="2" rowspan="2">아침식사용 곡류
(콘플레이크)</td><td rowspan="2">84</td><td>유제품(우유)</td><td>27</td></tr>
<tr><td colspan="2">유제품(아이스크림)</td><td>64</td><td>저지방 요구르트</td><td>33</td></tr>
<tr><td colspan="2">과일(수박)</td><td>70</td><td colspan="2">과일(바나나,
파인애플)</td><td>53, 52</td><td>과일
(사과, 오렌지, 배)</td><td>36, 43,
28</td></tr>
</table>

출처 : 최혜미 외(2006).

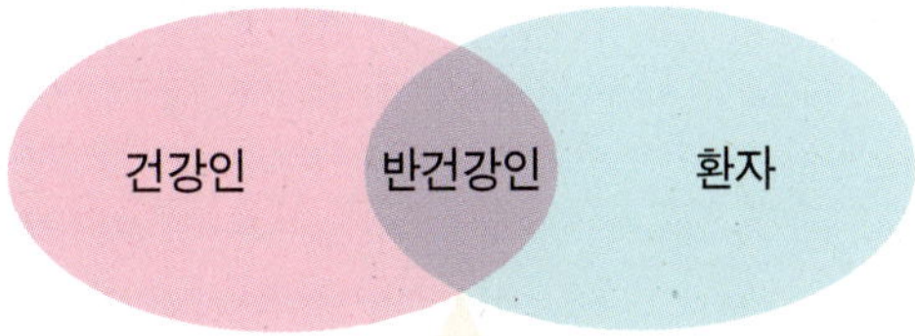

당뇨병과 대사증후군

세계보건가구(WHO) 진단기준에 따르면 대사증후군이란 제2형 당뇨, 또는 내당능장애가 있거나 인슐린저항성이 있는 경우를 기본으로 하여 고혈압이나 비만, 고지혈증, 미세알부민뇨증 등 2가지를 더 가지고 있는 경우로 3가지 이상의 질환을 동시에 가진 경우를 대사증후군이라고 한다.

대사증후군 진단기준

항목		진단기준
혈당		100mg/dL 이상
혈압(수축기/이완기)		130/85mmHg 이상
이상지혈증	중성지방	150mg/dL 이상
	HDL-콜레스테롤	남자 40mg/dL 이하, 여자 50mg/dL 이하
복부비만	허리둘레	남자 90cm, 여자 85cm 이상

출처 : 영양사협회(2008) ; 국가건강정보포털 2018.

CHAPTER 5

심혈관질환과 영양

1. 고혈압 | 2. 고지혈증 | 3. 동맥경화증

CHAPTER

5

우리나라 사람들에게서 흔하게 나타나는 대표적인 지질 관련 질환이다. 심혈관질환의 주요 원인은 고혈압과 동맥경화증으로 알려져 있다. 혈액 내 중성지방이나 콜레스테롤 등의 지방이 상승하여 이상지질혈증이 유발되고, 이는 고혈압과 함께 동맥경화증의 원인으로 작용하는 경우가 많다.

1. 고혈압

동맥의 혈압이 정상보다 높은 것을 말한다. 즉, 혈관 속을 흐르는 혈액이 혈관 벽에 미치는 압력을 혈압이라고 한다.

- 고혈압은 자각증상이 잘 나타나지 않는 것이 특징이며, 일상생활에 크게 지장을 느끼지 못하므로 무심결에 지나치기 쉬운 질병이다.
- 고혈압환자의 90% 이상은 원인이 명확하지 않은 본태성 고혈압이며, 그 외 이차성 고혈압 원인으로는 내분비계 질환, 신장질환, 경구피임약 복용 등을 들 수 있다. 특히, 고혈압을 일으키는 대표적인 식사요인은 과다한 소금 섭취이므로 고혈압 예방을 위해서는 무엇보다 소금 섭취를 줄이는 것이 중요하다.

1) 고혈압의 증상

- 대부분 증상이 없다.
- 초기에 머리가 무겁고, 이명이나 두통이 동반된다.
- 아침에 머리가 아프다.
- 어지럽고 숨이 차다.
- 시력이 나빠지고, 걸을 때 숨이 차며 가슴이 뛴다.

표 5-1 고혈압 진단기준(WHO 기준)

분류	수축기 혈압(mmHg)	이완기 혈압(mmHg)
정상	120 미만	80 미만
경계	120~139	80~89
고혈압	140 이상	90 이상

고혈압 연구의 최신동향

알아두기

- DASH 다이어트Dietary Approaches to Stop HTN 섭취 권고 : 과일, 채소 많이 + 지방, 포화지방, 콜레스테롤 식품을 적게 섭취한다.
- 칼슘, 마그네슘, 아연, 비타민 D, E, K의 증가가 혈압을 낮추는 데 도움이 된다.
- 수용성 섬유소, 오메가-3 지방산, 리보플라빈, 엽산, 비타민 B_6, B_{12}, 비타민 C 등이 도움이 된다.
- 과일, 채소(플라보노이드, 피토케미컬), 저칼로리식품(무가당 젤리), 복합당질을 이용한다.
- 한 가지 특정 성분보다 적절한 식사 변화 유도로 혈압 강하효과가 있다.

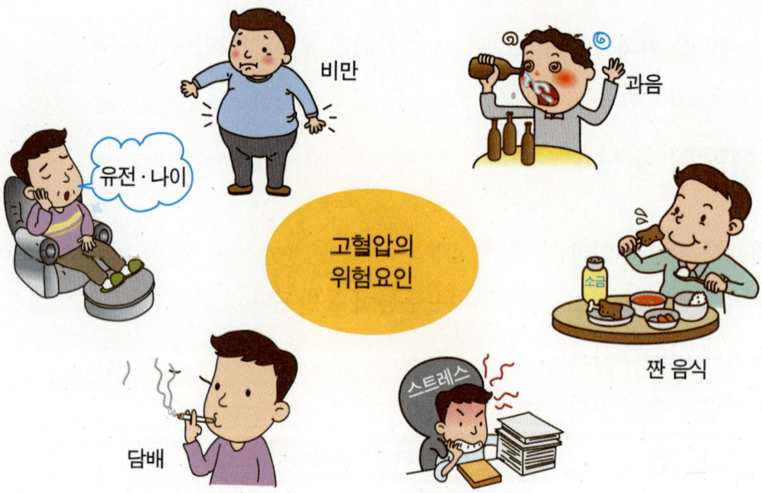

그림 5-1 고혈압의 위험요인

2) 고혈압 예방을 위한 지침

- 소금 섭취를 줄인다.
- 표준체중을 유지한다.
- 규칙적으로 운동한다.
- 음주를 절제한다.

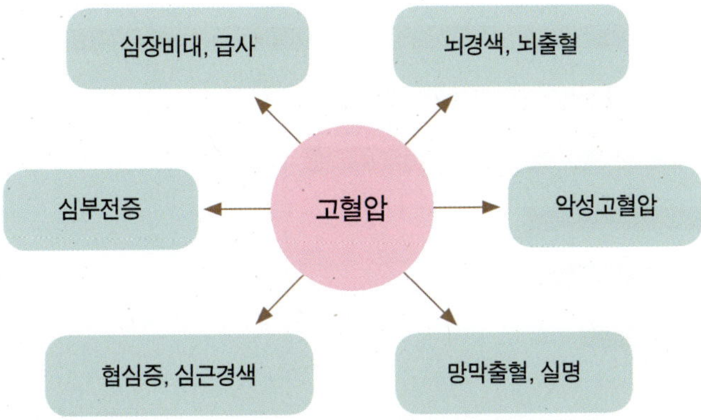

그림 5-2 고혈압의 합병증

- 동물성 지방과 단순 당질의 과다 섭취를 피한다.
- 식이섬유소가 풍부한 식사를 한다.
- 스트레스를 푼다.
- 금연한다.
- 정기적으로 혈압을 측정한다.

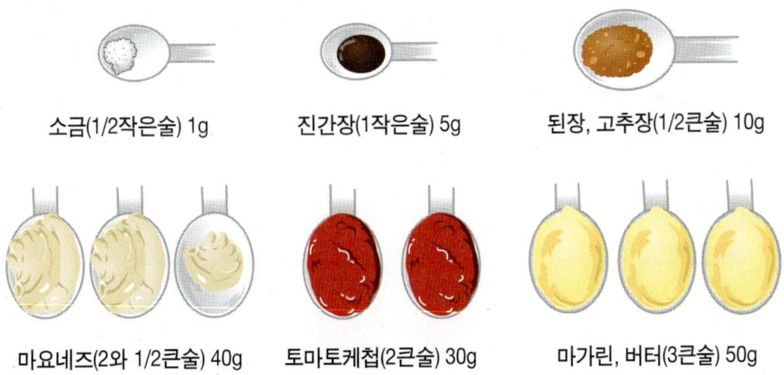

그림 5-3 소금 1g과 같아요

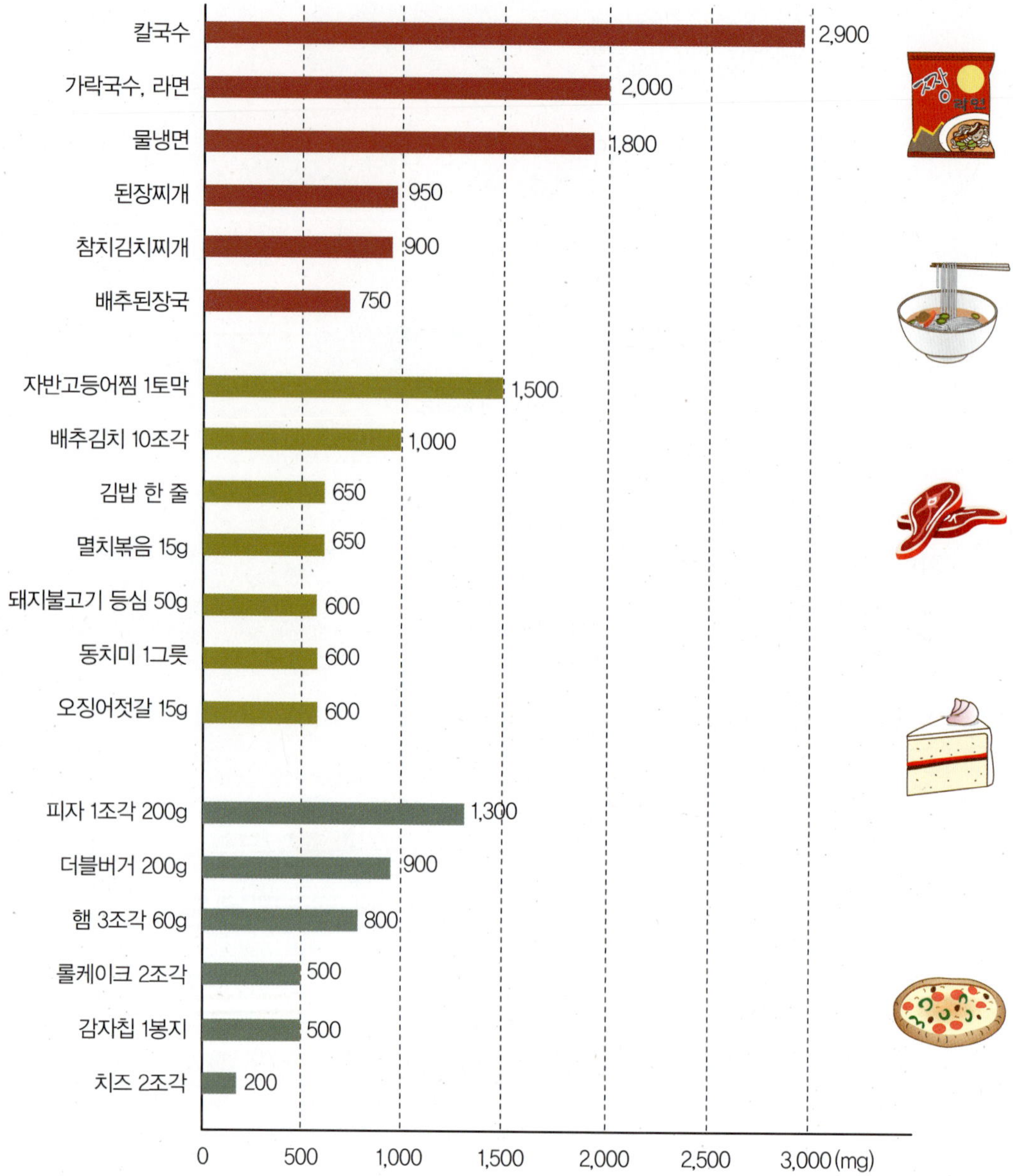

그림 5-4 자주 먹는 식품의 나트륨 함량

출처 : 식품의약품안전처.

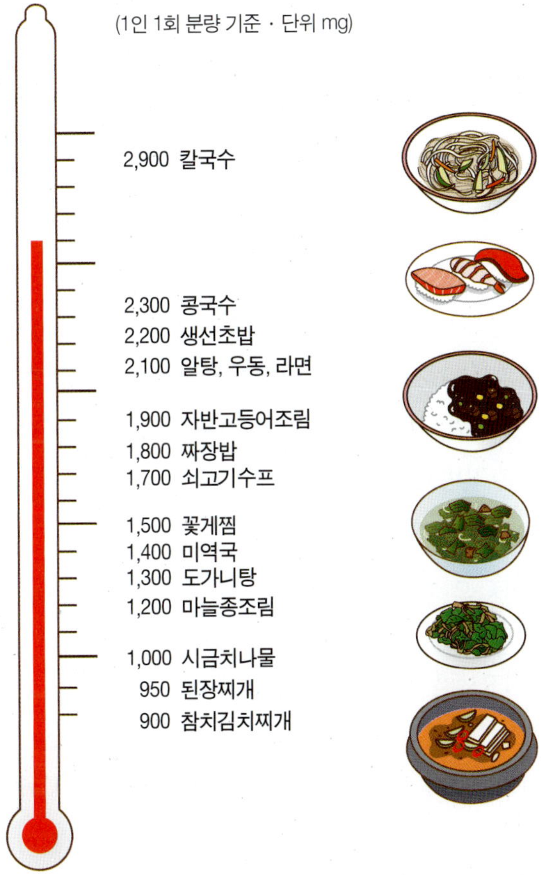
(1인 1회 분량 기준 · 단위 mg)
2,900 칼국수
2,300 콩국수
2,200 생선초밥
2,100 알탕, 우동, 라면
1,900 자반고등어조림
1,800 짜장밥
1,700 쇠고기수프
1,500 꽃게찜
1,400 미역국
1,300 도가니탕
1,200 마늘종조림
1,000 시금치나물
950 된장찌개
900 참치김치찌개

그림 5-5 고혈압을 높이는 나트륨 함량이 높은 주요 식품

출처 : 한국영양학회 영양정보센터.

2. 고지혈증

1) 고지혈증이란?

- 고지혈증이란 혈액 내 중성지방 또는 콜레스테롤이 상승된 상태를 말한다.
- 고지혈증은 유형에 따라 크게 세 가지로 분류되는데, 고콜레스테롤혈증, 고중성지방혈증, 고콜레스테롤혈증, 고중성지방혈증의 복합형으로 분류된다.

• 이와 같은 고지혈증 등이 치료되지 않고 방치되면 동맥경화의 원인으로 작용될 수 있으며, 이는 심근경색과 뇌경색 등의 합병증으로 나타날 수 있다.

2) 고지혈증의 원인

• 고지혈증의 일차적 원인은 유전, 고지방식사, 고칼로리식사 등 잘못된 식생활습관에 의한 것과 운동부족 등 생활습관에 의한 요인을 들 수 있으며, 엄밀히 말하자면 유전을 제외한 다른 요인들은 이차적 요인으로 분류할 수 있다.
• 고지혈증의 이차적 원인은 당뇨병, 임신, 알코올 과다 섭취, 갑상선기능 저하, 만성신부전 등 다른 질병에 의해 나타날 수 있다.

3) 고지혈증의 식사원칙

• 고지혈증의 식사요법은 무엇보다 총지방 섭취를 줄여주는 것이 중요하다. 포화지방산과 콜레스테롤 섭취도 줄여주되, 불포화지방산의 양은 증가시켜준다.
• 탄수화물과 단백질의 적정량을 섭취하고 정상체중을 유지시켜주어야 한다.
• 과일, 채소의 섭취를 늘리는 것도 중요하며, 특히 수용성 식이섬유소 섭취를 늘리고 나트륨 함량은 낮춰주는 것이 바람직하다.

3. 동맥경화증

• 동맥경화증은 동맥 내부에 노폐물이 끼는 현상으로 동맥 내벽이 두꺼워지고 굳어져 탄력이 감소하여 혈관에 침착된 노폐물에 의해 혈관이 좁아지거나 막히는 상태를 말한다.
• 동맥경화증에 의해 심장근육으로 가는 혈관이 좁아져 막힐 경우 허혈성 심장질환이나 심근경색이 유발될 수 있다.

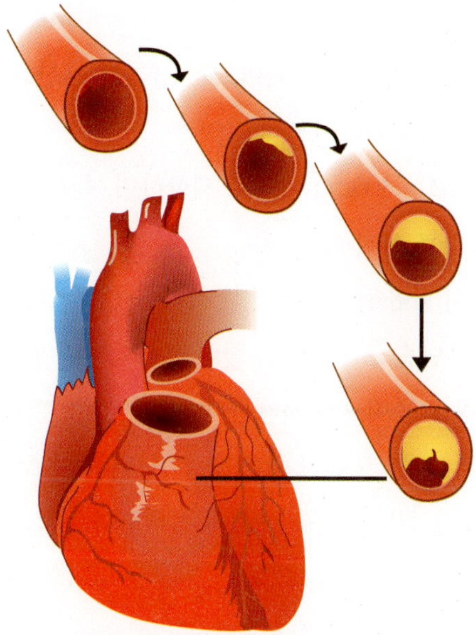

ꝏ 그림 5-6 동맥경화증 진행과정

• 반면, 뇌혈관에 문제가 생기면 뇌경색, 뇌출혈로 이어질 수 있다.

1) 동맥경화증의 원인

• 동맥경화증의 위험인자는 고혈압, 고지혈증, 흡연, 당뇨병, 비만 등을 들 수 있다.
• 이 외에도 과다한 소금 섭취, 과식, 스트레스, 고호모시스테인혈증, 동맥경화성 식사고포화지방, 저채소류, 저과일류, 저전곡류 식사 등이 위험인자로 작용한다.

2) 동맥경화증의 영양관리 및 식사지침

동맥경화증의 영양관리 및 식이지침은 고지혈증의 식이지침으로도 적용되며, 에너지 제한, 총지방 제한과 지방산 조절, 콜레스테롤 제한, 식이섬유소 증가, 알코올 제한을 원칙으로 하고 있다.

- 정상체중을 유지한다초과되는 열량은 중성지방의 농도를 증가시키므로 필요에너지만 섭취.
- 포화지방산은 혈중콜레스테롤을 높이므로 섭취를 제한하며, 불포화지방산으로 대체한다.
- 콜레스테롤은 1일 200~300mg 이하로 제한하며, 콜레스테롤이 많이 함유된 식품은 2~3회/주 이하로 섭취한다.
- ω −3 지방산이 많이 함유된 등푸른생선 섭취를 권장한다.
- 사탕과 초콜릿 같은 단순당의 섭취를 줄이고 복합당질 섭취를 권장한다.
- 술은 혈중 중성지방을 높이므로 자제한다.
- 펙틴이 풍부한 사과와 귤, 오렌지 같은 수용성 식이섬유소를 풍부하게 섭취한다.
- 이소플라본이 풍부한 콩단백질을 충분히 섭취한다이소플라본은 혈전 개선효과가 있는 것으로 알려져 있음
- 플라보노이드는 항산화효과가 있으므로 플라보노이드가 풍부한 양파, 포도, 포도주스, 녹차 등의 섭취를 권한다.
- 심장 건강을 위해 비타민 E와 B_2, B_6, B_{12}, 엽산을 충분히 섭취한다.

표 5-2 많이 먹으면 혈액이 탁해지는 음식

식품군	혈액이 탁해지는 이유
육류	육류를 지나치게 많이 섭취하면 혈액이 탁해진다. 찌거나 데친 뒤 기름기를 제거해서 먹는 것이 좋다.
동물성 유류	기름진 동물성 유류는 혈액 내 콜레스테롤을 증가시켜 혈액을 탁하게 한다. 혈관을 좁게 만들어 고혈압과 동맥경화 등 생활습관병을 일으킨다.
인스턴트	인스턴트식품은 식품 가공과정에서 기름에 튀기는 경우가 많고, 맛을 좋게 하기 위해 식품첨가물을 넣기도 하므로 결과적으로 유해물질이 증가해 혈액이 탁해진다.

표 5-3 오염된 혈액을 맑게 하는 음식

식품군	혈액을 맑게 하는 이유
곡류	현미 · 콩 · 흑미 · 녹두 등 잡곡은 필수아미노산, 필수지방산, 섬유질, 미네랄이 풍부해 몸속 노폐물을 배출하고 혈액을 맑게 한다. 녹두는 음식, 약, 중금속 등으로 생긴 혈액 속의 독소를 없앤다.
해조류	미역 · 다시마 · 김 · 파래 · 청각 등 해조류에 들어 있는 요오드와 미네랄은 몸속 독소를 제거해 혈액을 맑게 한다. 그러나 몸에 좋다고 과다 섭취하면 안 된다. 혈액을 맑게 하고 변비에 도움이 된다는 이유로 환으로 만든 해조류 제품을 한 움큼씩 먹는 경우가 있는데, 갑상선기능에 문제가 생길 수 있다.
제철 과일	제철 과일은 혈액 속의 뭉친 혈액을 녹이므로 꾸준히 먹는다. 배, 바나나, 참외, 수박 등은 찬 성질을 지니므로 몸이 냉한 사람은 피한다.
채소류	채소에 풍부한 무기질과 섬유질은 몸속 노폐물을 배출하고 혈액순환을 좋게 한다. 양파, 두릅, 오이, 당근, 미나리, 마늘, 파, 생강, 고추, 쑥갓, 가지 등을 많이 섭취한다. 양파는 육류를 먹었을 때 생기는 혈액의 엉김을 억제한다.
생선류	생선은 질 좋은 단백질이 많이 들어 있어 혈액을 맑게 한다. 또한 혈액이 엉기는 것을 억제한다. 갈치, 광어, 참치, 참돔, 농어 등을 자주 섭취한다. 고등어, 정어리, 꽁치, 연어 같은 등푸른 생선은 지방이 많이 함유되어 있으므로 적정량 이상 섭취하지 않는다.
버섯류	버섯은 혈액이 응고되는 것을 예방한다. 표고버섯 · 영지버섯 · 상황버섯 등 버섯을 조리해 먹거나 우린 물을 마신다. 대표 항암식품으로 손꼽히는 버섯은 면역력 강화에 좋다.

출처 : 대한영양사협회 영양교육코너(2012).

Check List

나의 혈관 나이를 진단해 보세요.

내 혈관 나이 스스로 진단해 보기

1. 흡연
   ① 안 피운다(0)
   ② 1년 미만(5)
   ③ 5년 미만(10)
   ④ 5~10년(15)
   ⑤ 10년 이상(20)

2. 콜레스테롤
   ① 200mg/dL(0)
   ② 200~240mg/dL(10)
   ③ 240mg/dL(15)

3. 비만
   ① BMI 23 이하(0)
   ② 23~27(5)
   ③ 27 이상(10)
   *BMI : 체질량지수, 몸무게를 키의 제곱으로 나눈 지수, kg/m^2

4. 혈압
   ① 130/85mmHg 이하(0)
   ② 140/95mmHg~160/100mmHg(5)
   ③ 160/100mmHg 이상(15)

5. 식습관 : 육류 및 피자 등 기름진 음식을 즐겨 먹는 횟수
   ① 한 달에 한두 번(0)
   ② 1주일에 3번(3)
   ③ 거의 매일(5)

6. 음주
   ① 1주일에 3회 이상(5)
   ② 1주일에 3회 미만(0)

7. 스트레스
   ① 별로 받지 않는다(0)
   ② 자주 받는다(5)

8. 운동
   ① 1주일에 3회 이상 꾸준히(0)
   ② 1주일에 3회 미만(5)

9. 나이
   ① 45세 이전(10) ② 45세 이후(20)

10. 가족력 : 가족 중 당뇨병, 심장병, 동맥경화증 발병 여부
   ① 없다(0) ② 있다(5)

평가
- 80점 이상(혈관 나이 55세) : 혈관 노화 심각, 전문의 진단 필요
- 60~79점(혈관 나이 45세) : 발병 위험 있음, 건강진단 필요
- 30~59점(혈관 나이 35세) : 방심은 금물, 혈관 노화 예방에 주력
- 30점 이하(혈관 나이 28세) : 젊은 혈관을 유지하도록 노력

나의 점수 :

출처 : 최혜미 외(2006).

Check List

나에게 심혈관계 질환이 발생할 위험도는 얼마나 될까?

지표	내용	점수
연령	15～24세	1
	25～34세	2
	35～44세	3
	45～54세	4
	55세 이상	6
심장병 가족력	가족 중에 심장병을 앓은 사람이 없다.	1
	55세 이후에 심장병을 앓은 가족이 한 명 있다.	2
	55세 이후에 심장병을 앓은 가족이 두 명 있다.	3
	65세 이전에 심장병을 앓은 가족이 한 명 있다.	4
	65세 이후에 심장병을 앓은 가족이 두 명 있다.	6
운동	평상시 활동량과 운동량이 아주 많다.	1
	평상시 활동량과 운동량이 보통이다.	2
	평상시 활동량은 적으나 격심한 운동을 한다.	3
	평상시 활동량이 적고 보통 정도의 운동을 한다.	5
	평상시 활동량이 적고 가벼운 운동을 한다.	6
체중	정상체중보다 2kg 이상 적다.	0
	정상체중 2kg 범위 내에 있다.	1
	정상체중보다 3～9kg이 더 많다.	2
	정상체중보다 10～15kg이 더 많다.	4
	정상체중보다 16kg 이상 더 많다.	6

지표	내용	점수
흡연	안 피운다.	0
	시가나 파이프담배를 피운다.	1
	담배를 하루에 10개비 이하 피운다.	2
	담배를 하루에 20개비 이상 피운다.	4
	담배를 하루에 30개비 이상 피운다.	6
식사	동물성 지방을 먹지 않는다.	1
	동물성 지방 섭취량이 전체 열량 섭취량의 10% 이하이다.	2
	동물성 지방 섭취량이 전체 열량 섭취량의 11~20%이다.	3
	동물성 지방 섭취량이 전체 열량 섭취량의 21~30%이다.	4
	동물성 지방 섭취량이 전체 열량 섭취량의 31% 이상이다.	6
평가	**심장별 발생 위험도**(각 점수의 합을 구한다) 4~9 : 낮다, 10~15 : 낮은 편이다, 16~20 : 보통 21~25 : 위험도 증가, 26~30 : 높다, 31 이상 : 매우 높다.	

나의 점수 :

4차 산업시대의
식생활
가이드

CHAPTER 6

암과 영양

1. 암이란? | 2. 암 발생 위험요인 | 3. 암 예방을 위한 식사관리 수칙

CHAPTER 6

우리의 건강을 위협하는 각종 암은 식생활과 밀접하게 관련되어 있다. 우리 인체의 세포는 일정기간이 지나면 죽고 다시 새로운 세포가 생성되는데, 암은 세포가 죽지 않고 계속 늘어나면서 돌연변이가 되어 다른 건강한 조직을 파괴시키고 제 기능을 못하게 만드는 질병이다.

1. 암이란?

우리 몸을 이루고 있는 세포는 일정기간이 지나면 죽고, 다시 새로운 세포로 생성되는데, 암은 세포가 죽지 않고 계속 늘어나면서, 돌연변이가 되어 다른 건강한 조직을 파괴시키고 돌연변이를 일으켜 제 기능을 하지 못 하게 만드는 질병이다.

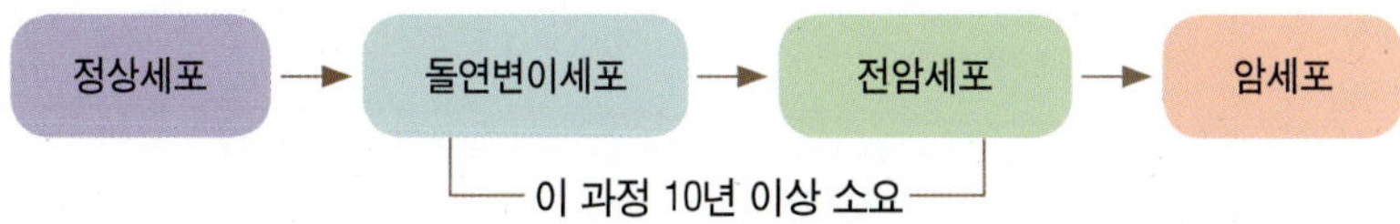

그림 6-1 암 발생과정

2. 암 발생 위험요인

- 암은 어떤 특정한 요인에 의해 발생되는 병이 아니라 여러 가지 요인에 의해 발생되는 것으로 보고되고 있다.
- 암의 주된 유발인자는 직사광선, 바이러스, 알코올, 화학물질, 오염된 공기, 흡연, 지방, 잘못된 식습관 등 매우 다양하다. 그러나 식생활, 흡연 등 생활습관과

표 6-1 암 발생의 식생활요인

암의 부위	위험요인
위암	고염식, 절인 음식, 뜨거운 음식, 훈제생선, 고질산 함유 음식물, 신선한 과일 및 채소와 비타민 C의 섭취 부족
대장암	고지방식, 저섬유식, 맥주, 생선과 육류 조리 시 생성되는 아민류
간암	곰팡이 오염식품
폐암	흡연
식도암, 구강암	뜨거운 음식, 알코올, 단백질, 흡연, 비타민과 무기질(특히, 아연) 섭취 부족
유방암	고지방식, 고열량식

표 6-2 우리 국민에게 많이 발생하는 암과 위험요인 및 예방요인

암의 종류	위험요인	예방요인
위암	• 헬리코박터파일로리균 감염 • 짜게 먹는 습관 • 가공 · 훈제육의 섭취	과채류의 충분한 섭취
폐암	흡연	과채류의 충분한 섭취
대장 직장암	적색육의 과잉 섭취	• 충분한 섬유소 섭취 • 엽산 • 우유 · 유제품 · 칼슘 섭취 • 운동 및 체중 유지
방광암	흡연	• 과채류의 충분한 섭취 • 하루 8컵 이상의 수분 섭취
유방암	• 여성호르몬의 수준 및 사용 • 음주 • 비만(특히, 폐경 이후) • 동물성 · 포화지방의 과잉 섭취	• 모유 수유 • 적정 체중 유지 • 과음 절제(1~2잔 이하) • 운동
자궁경부암	• 인유두종 바이러스(HPV) 감염 • 무절제한 성생활 • 출산력	• 조기 · 정기 검진 • 충분한 비타민 C 섭취 • 과채류의 충분한 섭취
전립선암	• 남성호르몬 수준 • 적색육의 과잉 섭취 • 유제품 및 칼슘의 과잉 섭취	• 토마토의 충분한 섭취 • 두류 섭취
갑상선암	• 방사선 노출 정도 • 가족력 및 갑상선질환 경험	과채류(특히, 십자화과)의 충분한 섭취

환경적인 요인이 암 발생 위험의 80% 이상을 차지한다.

3. 암 예방을 위한 식사관리 수칙

- 영양분을 골고루 균형 있게 섭취한다.
- 매일 편식하지 말고 변화 있게 여러 가지 음식을 먹는다.

- 황록색 채소와 과일 및 곡물 등 섬유질을 많이 섭취한다.
- 우유와 짜지 않은 된장국을 매일 먹는다.
- 비타민 A, C, E를 적당량 섭취한다.
- 이상체중을 유지하기 위해 과식하지 말고 지방을 적게 먹는다.
- 너무 짜고 매운 음식과 너무 뜨거운 음식은 피한다.
- 불에 직접 태우거나 훈제한 생선이나 고기는 피한다.
- 곰팡이가 생기거나 부패한 음식은 피한다.
- 술은 과음하거나 매일 마시지 않는다.
- 담배는 금연하는 것이 좋고 부득이한 경우는 들여 마시지 않는다.
- 태양광선, 특히 자외선에 과다하게 노출되지 않는다.
- 땀이 날 정도의 적당한 운동을 하되 과로는 피한다.
- 스트레스를 피하고 기쁜 마음으로 생활한다.
- 매일 목욕이나 샤워를 한다.

주요 암 예방식품

- 녹황색 채소 : 식이섬유 풍부, 항암작용을 하는 비타민 풍부, 여러 종류의 피토케미컬(phytochamical) 등이 항암효과를 나타냄
- 마늘, 양파 : 유황화합물이 발암물질의 독성을 억제하며 항산화작용을 함
- 고구마, 감자 : 카로티노이드(β-카로틴)의 항암작용 효과
- 콩, 된장 : 피토에스트로겐의 항암작용 효과
- 버섯류 : 면역기능의 향상으로 암 진행 억제 효과
- 해조류 : 푸코이단이 면역체계를 활성화시켜 암 예방 효과
- 등푸른생선 : 오메가-3 지방산(EPA, DHA)이 풍부하여 항암작용 효과

알아두기

카로티노이드의 항암효과

여러 역학조사에서 카로티노이드의 섭취량이 암 예방에 효과가 있는 것으로 알려져 왔다. 그러나 흡연자들을 대상으로 한 핀란드의 한 연구에 의하면 β–카로틴을 5년 동안 보충제 형태로 복용시킨 결과 오히려 폐암 발생률이 복용하지 않은 그룹에 비해 18%나 증가하였다고 보고하였다. 이는 카로티노이드의 항암효과에 대한 근본적인 의문을 갖게 하지만 중요한 것은 보충제 형태로 과잉 섭취하는 것을 피하고 식품으로 섭취하는 것이 안전하며 또한 식품 속의 여러 생리활성물질들과 상호작용하여 건강에 유익한 효과를 나타낼 것으로 판단한다.

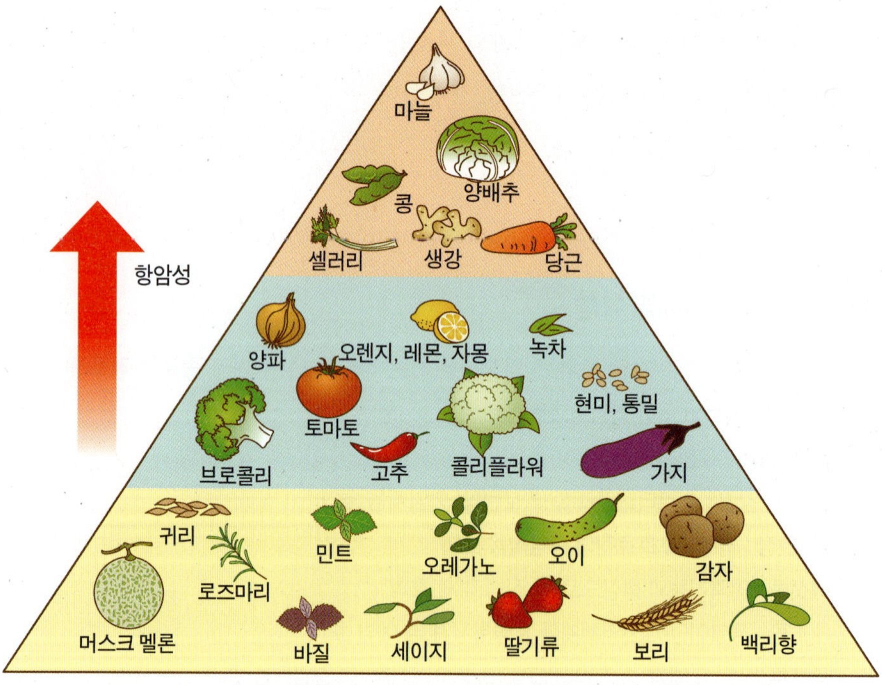

그림 6–2 암 예방식품 피라미드

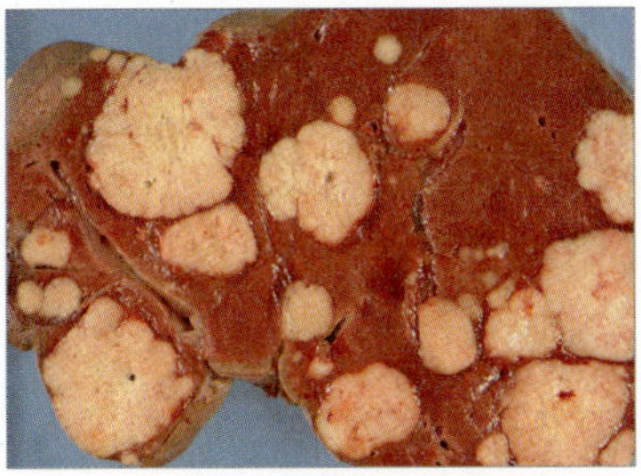

간암

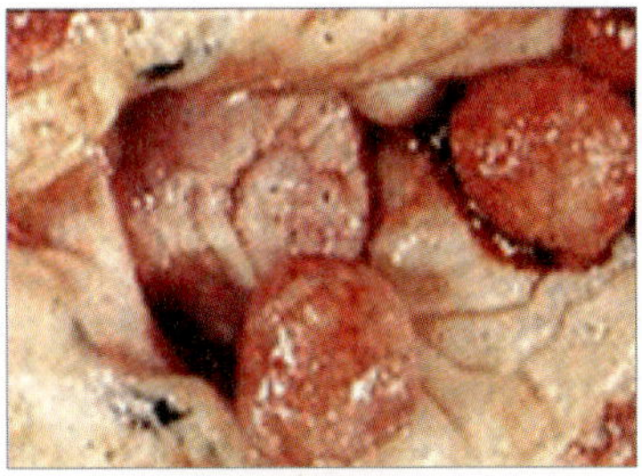

방광암

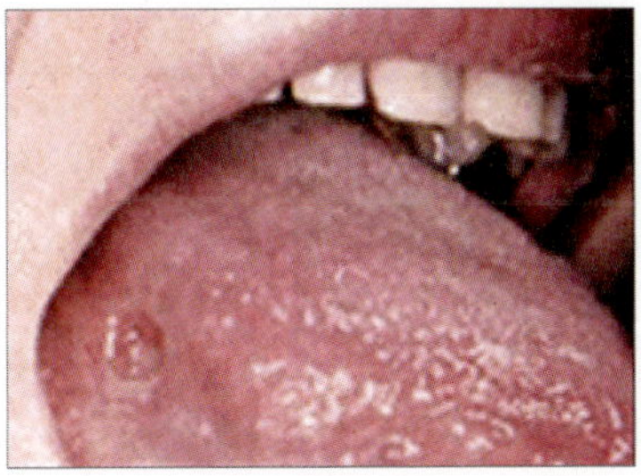

구강암

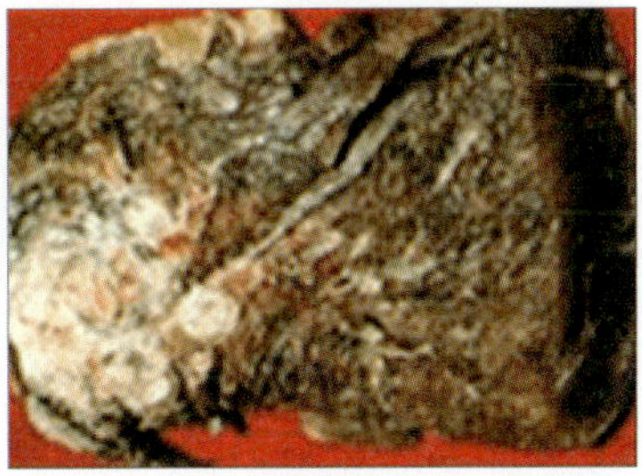

폐암

⁘ 그림 6-3 암 종류별 그림

4차 산업시대의 식생활 가이드

CHAPTER 7

비만과 영양

CHAPTER

7

정상적인 체중을 유지하는 것은 건강을 유지하는 데 가장 기본적인 요인 중의 하나이다. 세계보건기구(WHO)에서는 1996년에 비만은 치료가 요구되는 질환이라고 정의한 바 있으며, 우리나라의 경우에도 비만 인구가 매년 증가추세에 있으므로 비만 억제를 위한 식사관리의 중요성이 강조되고 있다.

1. 비만이란?

몸 안에 체지방량이 근육량제지방량에 비해 과도하게 축적된 상태를 말한다.

- 비만은 만성질환의 하나이며, 그 유병률이 전 세계적으로 점차 증가하고 있는 추세에 있다.
- 한국의 비만 유병률20세 이상은 1998년 26.3%, 2001년 30.6%였으나, 2005년 전체 31.8%, 남자 35.2%, 여자 28.3%로 증가하고 있다.
- 2015년도 국민건강영양조사에 따르면 만 19세 이상 성인 유병률은 남자 39.7%, 여자 26.0%, 전체는 33.2%로 증가하였다.

2. 비만의 원인

1) 유전적 요인(체질적 요소)

유전적으로 체내에 지방을 축적하는 능력이 잘 발달된 반면 열 발생능력은 저하되어 있는 체질적인 요소가 원인으로 작용한다.

2) 환경적 요인

- 섭취 에너지가 많은 경우만성과식
- 소비 에너지가 적은 경우운동부족, 좌식형
- 사회의 변화로 인한 고칼로리 인스턴트식품의 섭취
- 생활습관 및 식습관 변화

3) 내분비 대사장애

갑상선 기능 저하증, 시상하부 기능장애 등의 내분비 결핍

4) 심리적 요인

정서불안, 욕구불만, 스트레스 등의 요인으로 인한 과식 등이 원인이 된다.

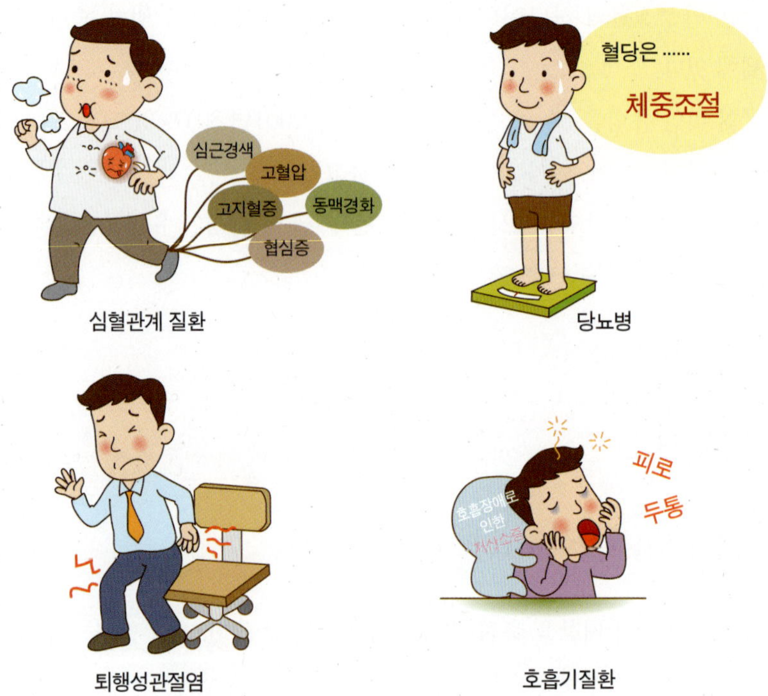

그림 7-1 비만을 치료하지 않으면?

3. 비만의 문제

비만은 만성질환의 하나이며, 우리나라뿐만 아니라 전 세계적으로 점차 증가하고 있는 추세이다. 비만은 다음과 같은 성인병의 유발 가능성을 증폭시켜 건강에 심각한 악영향을 줄 수 있다.

- 심장질환
- 제2형 당뇨병
- 지방간
- 관절질환
- 뼈의 연골 이상
- 암대장암, 간암 등
- 고혈압 등

표 7-1 비만과 관련된 질병의 상대적 위험비(relative risk)

매우 높음(위험도 > 3배)	중등도(위험도 : 2~3배)	약간 높음(위험도 : 1~2배)
인슐린 비의존성 당뇨병	관상동맥성 심장질환	암(유방암, 자궁내막암, 대장암)
담낭질환	중풍	생식기 호르몬 이상
이상지혈증	고혈압	다낭종성 난소증후군
인슐린 저항	골관절염(슬관절)	수정 이상
수면무호흡증	고요산증, 통풍	요통

출처 : WHO(1997).

4. 비만의 판정

1) 체질량지수

$$\text{체질량지수(BMI)} = \frac{\text{체중(kg)}}{\text{신장}(m^2)}$$

비만상태		체질량지수(kg/m^2)	비만 관련 질병의 위험도
저체중		< 18.5	낮음
정상		18.5~22.9	
과체중		23.0~24.9	증가
비만	1단계 비만	25.0~29.9	중등도
	2단계 비만	30.0~34.9	고도
	3단계 비만	≥ 35.0	매우 고도

출처 : 대한비만학회(2000).

5. 비만의 치료

비만 치료는 크게 식사요법, 운동요법, 행동수정요법과 기타 약물요법이 있다.

1) 식사요법

평소 에너지 섭취량에서 하루 500kcal가 감소하면 일주일에 약 0.5kg을 감량할 수 있다.

지나친 열량 제한은 영양소의 결핍과 기초대사량의 감소를 초래할 가능성 높다.

열량을 줄이더라도 어육류, 저지방 유제품, 채소 및 과일류가 다양하게 포함된 식사를 해야 한다.

(1) 식사요법 실천사항

- 저칼로리 고단백 중심으로 식사한다.
- 식사일지를 기록한다.
- 칼로리를 제외한 모든 영양소를 골고루 섭취한다.
- 허기와 피로를 최소화한다.
- 개인 식습관을 반영하여 즐거운 식사가 되게 한다.
- 손쉽게 준비 가능한 보편적인 음식을 먹는다.
- 식사시간을 최소 20분 이상 두고 천천히 오래 씹게 유도한다.
- 식사하기 전 최소한 물 한 컵씩 섭취한다.
- 간식으로 과일, 채소 같은 저열량 식품을 권장한다.
- 고열량 또는 식욕 자극 식품은 되도록 멀리한다.
- 한 번에 먹을 만큼만 식탁에 제공한다.
- TV의 음식광고를 회피한다.
- 전반적인 건강증진에 도움이 되도록 한다.

궁 · 금 · 해 · 요!

체지방 1kg은 몇 칼로리?

***

체중 1kg은 7,700kcal가 축적된 것으로, 식사량을 1일 500kcal씩 줄이면 2주에 체중 1kg을 감량할 수 있다.

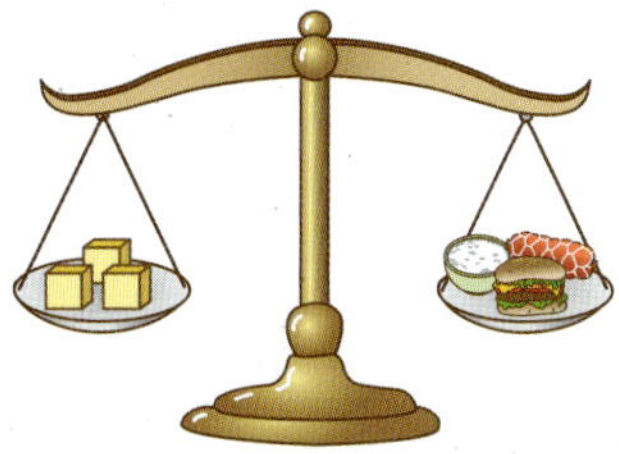

(2) 칼로리 선택의 예

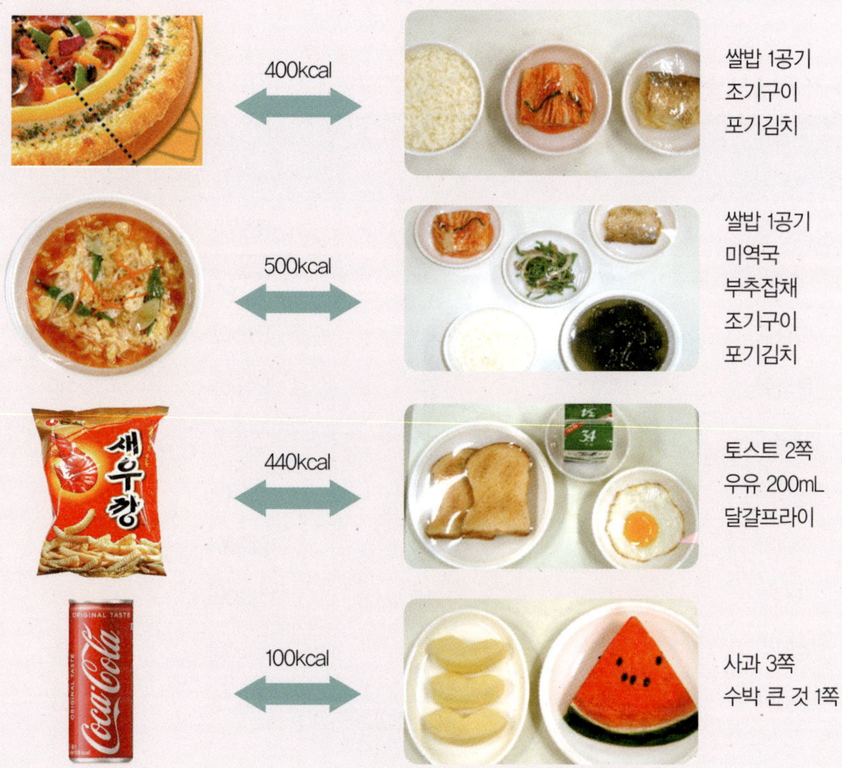

400kcal
쌀밥 1공기
조기구이
포기김치
500kcal
쌀밥 1공기
미역국
부추잡채
조기구이
포기김치
새우깡
440kcal
토스트 2쪽
우유 200mL
달걀프라이
Coca-Cola
100kcal
사과 3쪽
수박 큰 것 1쪽

표 7-2 간식의 열량

식품	눈대중량	중량(g)	열량(kcal)
콜라/사이다	1캔	250	100
밀크셰이크	1잔	240	340
스낵류	1봉	100	500
크래커	5쪽	25	100
아이스크림	1개	60	100
초코파이	1개	38	160
초콜릿	1개	30	150
생크림케이크	1조각	100	340
피자	1조각	100	250
햄버거(소)	1개	100	260
치킨	1조각	70	210

표 7-3 술의 열량

종류	1병의 용량(cc)	알코올 농도(%)	1회 음주량(cc)	1회 음주량당 열량(kcal)
고량주	250	40	1잔(50)	140
소주	360	21	1잔(50)	75
이강주	750	25	1잔(50)	90
문배주	700	40	1잔(50)	140
안동소주	400	45	1잔(50)	160
청주(청하)	300	16	1잔(50)	65
막걸리	750	6	1컵(200)	110
맥주	500	4.5	1컵(200)	65
생맥주	500	5	1잔(500)	185
샴페인	640	6	1잔(150)	65

종류	1병의 용량(cc)	알코올 농도(%)	1회 음주량(cc)	1회 음주량당 열량(kcal)
위스키(패스포트)	360	40	1잔(40)	110
백포도주(마주앙)	700	12	1잔(150)	140
적포도주(마주앙)	700	12	1잔(150)	125

2) 운동요법

식이조절과 함께 반드시 병행되어야 하는 것이 운동요법이다. 단순히 식이조절만으로는 체지방 소모만 일어나기 쉬우므로 근육량을 늘려 기초대사율을 높여 에너지 소모를 늘리기 위해서는 운동을 병행하는 것이 중요하다. 운동은 운동의 강도와 지속 시간, 빈도 등이 적절히 고려되어야 한다.

- 식이조절과 운동을 병행하면 식사량의 감소폭을 줄일 수 있다.

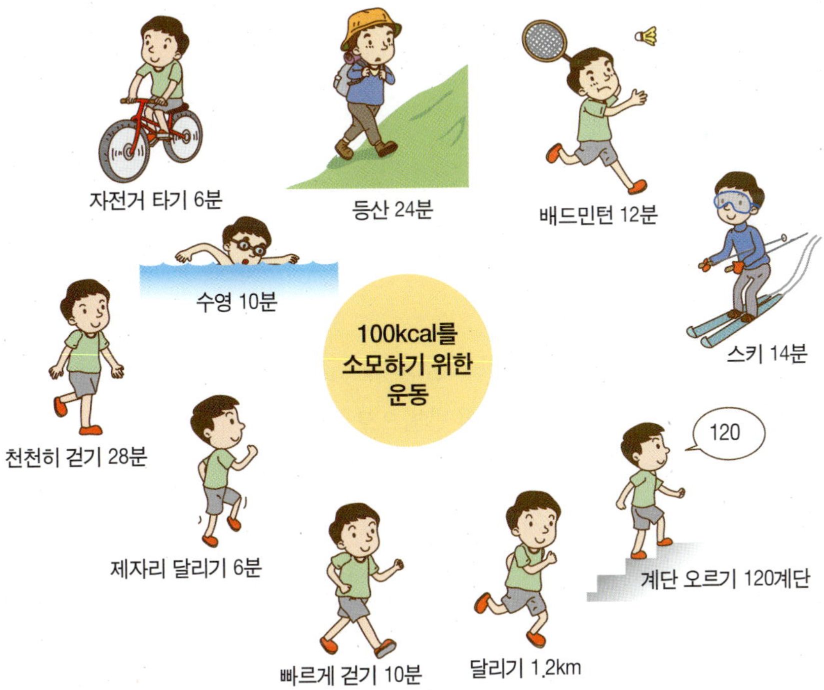
자전거 타기 6분
등산 24분
배드민턴 12분
수영 10분
100kcal를 소모하기 위한 운동
스키 14분
천천히 걷기 28분
120
제자리 달리기 6분
계단 오르기 120계단
빠르게 걷기 10분
달리기 1.2km

⁘ 그림 7-2 100kcal를 소모하기 위한 운동

- 운동은 근육량을 증가시키고, 체지방 분해를 촉진시킨다.
- 체중이 감소할 때 몸매의 탄력성이 유지된다.
- 운동을 병행하면 요요현상을 막을 수 있다.
  - 시기 : 식후 30분 후
  - 시간 및 횟수 : 하루 30~50분, 주 3~5회 체중감량에 도움이 되기 위해서는 50분 이상 5회 이상이 효과적이다.
  - 강도 : 속옷이 젖고, 옆사람과 대화할 정도의 강도
  - 종류 : 유산소운동걷기, 자전거 타기, 계단 오르기, 수영 등

알아두기

어떻게 하면 먹는 것을 대신 할 수 있을까?

- 산책이나 드라이브를 한다.
- 친구에게 전화를 하거나, 영화를 본다.
- 독서, 음악을 듣거나, 목욕을 한다.
- 쇼핑이나 청소, 운동을 한다.
- 다이어트 성공담 서적을 읽거나, 다이어트에 성공한 자신을 상상한다.
- 양치질하기, 편지 쓰기를 시도한다.

3) 음식조리 시 주의사항

- 꼭 필요한 양만 조리한다.
- 고기류는 기름을 완전히 제거하고 닭고기는 껍질도 제거한다.
- 튀김, 볶음보다는 조림, 구이 등의 방법으로 조리한다.
- 전이나 부침, 볶음을 조리할 때에는 팬을 뜨겁게 달군 후 기름을 살짝 두르면 적은 양의 기름으로 조리가 가능하고, 볶음의 경우 물을 넣어 조리한다.
- 조리 시 설탕을 많이 넣지 않도록 하고 단맛이 필요할 때는 대체감미료그린스위트, 화인스위트를 이용한다.
- 생선 통조림을 이용할 경우에는 기름을 완전히 제거 후 사용한다.

• 샐러드를 먹을 때에는 마요네즈 등의 기름진 소스보다는 겨자 장, 마늘소스, 간장소스 등의 담백한 소스를 이용한다.
• 음식의 맛을 볼 때는 자주 먹어 보지 말고, 소량만 먹어본다.

4) 좋은 식사 태도의 실천

• 음식은 정해진 장소식탁에 앉아서 먹는다.
• 냉장고 문을 열고 선 채로 음식이나 음료수를 마시지 않는다.
• TV 시청, 독서 중에는 음식을 먹지 않는다.
• 식사시간 이외에는 아무것도 먹지 않는다.
• 하루 세 끼 규칙적인 식사를 하며, 한 끼에 몰아서 식사하지 않는다.
• 저녁식사는 가급적 일찍 먹고, 야식은 먹지 않는다.
• 천천히 씹어 먹고 씹는 동안에는 수저를 내려놓는다.
• 남기는 습관을 들인다.
• 식사 후에는 탁자에서 음식을 빨리 치우고, 주방에서 벗어난다.

5) 외식의 요령

• 외식을 하게 되면 과식하기 쉬우므로 가급적 외식의 빈도를 줄인다.
• 자신의 허용 칼로리에 적합한 음식을 선택한다.
• 가급적 다양한 식품이 들어 있고 채소가 충분한 음식을 선택한다.
• 튀김과 같이 기름으로 조리한 음식이나 동물성 지방이 많은 음식은 피한다.
• 자극적인 음식, 짠 음식, 지나치게 단 음식은 피한다.
• 뷔페는 음식의 유혹이 많으므로 가능하면 가지 않는다.
• 세트 메뉴보다는 필요한 음식만 골라서 먹는다.
• 주된 음식 전에 곁들여 나오는 음식은 가능한 적게 먹고, 칼로리가 적은 채소부터 먹기 시작한다.
• 음식의 양이 자신에게 허용된 양보다 많을 때에는 미리 덜어내고 먹는다.

6. 비만을 부르는 식습관과 식행동 평가

비만한 사람은 식사습관이나 식행동을 잘 관찰해보면 비만을 유도하는 요인을 분명히 가지고 있다. 자신의 식행동을 제대로 점검하고 개선하기만 하여도 어느 정도는 체중감량에 성공하는 것이다.

표 7-4 비만식습관과 식행동 평가

다음의 질문에 해당하는 곳에 V표 하시오.	항상	자주	가끔	전혀
1. 아침식사를 한다.	10	7	4	0
2. 저녁식사량이 아침이나 점심식사보다 많다.	0	4	7	10
3. 일정한 시간에 식사를 한다.	10	7	4	0
4. 여러 사람과 함께 식사를 하면, 대부분 내가 제일 먼저 식사를 끝낸다.	0	4	7	10
5. 바쁜 경우 다른 일을 하면서 라면, 햄버거나 배달요리로 대충 때우는 경우가 많다.	0	4	7	10
6. 배가 고프지 않아도 좋아하는 음식이 있으면 먹는다.	0	4	7	10
7. 냉장고를 열면 무언가 하나라도 먹게 된다.	0	4	7	10
8. 뷔페식당에서는 모든 음식을 조금씩 맛보는 버릇이 있다.	0	4	7	10
9. 갈증이 나면 물보다는 주스나 콜라 같은 것을 마신다.	0	4	7	10
10. 맛있는 음식이 있으면 배가 불러도 계속 먹는다.	0	4	7	10
합계 (　　　　　)점				

평가
- 80점 이상 : 좋은 식습관을 가지고 있습니다. 좋은 식습관을 유지할 수 있도록 계속 노력하시기 바랍니다.
- 79~60점 : 조금만 더 노력하신다면 좋은 식습관을 가질 수 있습니다. 당신의 잘못된 식습관을 고칠 수 있도록 노력하세요.
- 59점 이하 : 많이 개선되어야 하는 식습관입니다. 좋은 식습관을 가질 수 있도록 열심히 노력하시기 바랍니다. 좋은 식습관은 귀하의 건강 증진에 많은 도움이 됩니다.

출처 : 손숙미 외(2006).

7. 최근 유행 다이어트 동향

1) 고단백 · 저탄수화물 다이어트

덴마크식 다이어트, 앳킨스 다이어트와 같은 종류가 주로 알려져 있으며, 당질은 극단적으로 제한하고 지방과 단백질은 제한 없이 먹는 다이어트 방법이다.

초기에는 체중감소가 빠르게 나타나고, 과량의 케톤체 생성에 의해 식욕억제효과가 있어 공복감이 적은 장점이 있다. 반면, 비타민, 무기질과 같은 미량영양소 결핍으로 영양불량을 초래할 수 있다. 또한 포화지방산, 콜레스테롤 섭취 증가로 심혈관계 질환 위험이 증가하는 단점이 있다.

2) 저탄수화물 다이어트

존 다이어트, 사우스비치 다이어트, 혈당지수 다이어트 등이 있으며, 단백질은 높이고, 당질 섭취는 줄이는 다이어트이다. 당질 열량비율을 39% 이하가 되도록 저탄수화물로 식사하는 다이어트 방법이다. 케톤체가 일어나지 않을 정도로 탄수화물을 섭취할 것을 권장한다.

3) 고탄수화물 · 저지방 다이어트

스즈키 다이어트, 비버리힐스 다이어트, 죽 다이어트 등이 있으며, 지방 섭취와 설탕은 줄이고, 과일 · 곡류 등의 고당질 섭취를 늘리는 다이어트로 다량의 식이섬유를 섭취하여 포만감을 높이는 방법이다. 경제적이고, 한국인 식습관에 어울리는 장점이 있다. 하지만 고정된 식단과 단백질 섭취 부족 초래 등의 단점이 있다.

4) 니트 다이어트

'니트NEAT'란 말 그대로 특별한 운동과 식이조절보다는 생활습관의 변화를 통해 칼로리 소모를 높이는 것을 말한다.

다이어트의 기본은 생활습관이다. 예를 들면, TV를 볼 때 몸에 긴장을 높여 자세를 바르게 하고, 수시로 몸에 힘을 줘서 열을 내고 게으름을 피우지 않는 습관 등도 니트 다이어트의 한 방법이 될 수 있다.

알아두기

생활 속에서 할 수 있는 칼로리 소모

- 앉지 말고 서 있기 : 지하철이나 버스를 탔을 때 서서 가면 2배 이상 열량이 소모된다. 빨래를 갤 때도 서서 하면 앉아서 할 때보다 2배 이상 열량이 소모된다.
- 가방을 들고 다니기 : 콤팩트 하나 달랑 들어 있는 손바닥만 한 핸드백보다는 책 한 권이라도 들어 있는 가방을 들고 다닌다. 할인점에서 카트 대신 바구니를 이용하면 열량이 1.8배 소모된다.
- TV 볼 때 긴장하기 : TV를 볼 때 금세라도 잠이 들 정도로 소파에 깊숙이 파묻혀 앉지 말고 똑바로 앉아 긴장하며 본다. 채널을 바꿀 때도 리모컨을 사용하지 말고 왔다 갔다 한다.
- 실내 온도를 낮추기 : 덥다고 느낄 정도로 히터를 작동하거나 담요나 외투를 몸에 친친 감지 않는다. 실내 온도를 낮추면 몸은 체온을 유지하기 위해 에너지를 소비한다.
- 엘리베이터를 이용하지 않기 : 엘리베이터보다는 계단을 이용한다. 계단 오르내리기는 수영할 때와 비슷한 열량이 소모된다.
- 청소할 때 신나는 음악 틀어놓기 : 청소나 설거지를 할 때 신나는 음악을 틀어놓으면 자신도 모르는 사이에 노래를 부르고 몸을 더 흔들게 된다.
- 제자리걸음을 걷기 : 전화 통화를 하거나 건널목에서 신호를 기다릴 때, 가만히 서 있지 말고 제자리걷기를 한다. 그 자체만으로도 운동이 된다.
- 빠른 걸음으로 걷기 : 일상생활 속에서 빠른 걸음걸이를 생활화하라. 파워워킹은 일반 워킹보다 2배 이상의 열량이 소모된다.

5) 간헐적 단식

간헐적 단식LF : Lntermittent Fasting이란? 일주일에 한두 번 이상 16~24시간 정도 배고픈 상태를 유지하는 식생활방식을 말한다.

- 주기적인 공복을 유지함으로써 위장의 크기가 작아지고, 음식물에서 나오는 독소도 줄어들며, 단식이 장내 세균에도 영향을 주어 건강에 도움이 됨과 동시에

다이어트에도 도움이 된다는 것이다.

- 또 우리 몸에 축적된 해로운 백색지방이 갈색지방으로 변하면서 다이어트에 효과를 낸다는 원리로 설명하고 있다.

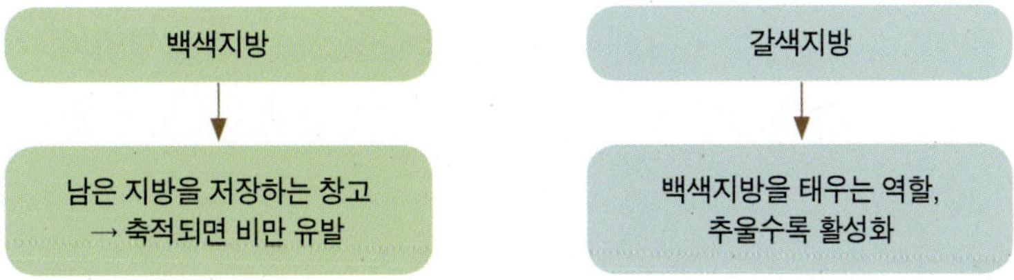
백색지방
남은 지방을 저장하는 창고
→ 축적되면 비만 유발
갈색지방
백색지방을 태우는 역할,
추울수록 활성화

그림 7-3 백색지방과 갈색지방의 차이

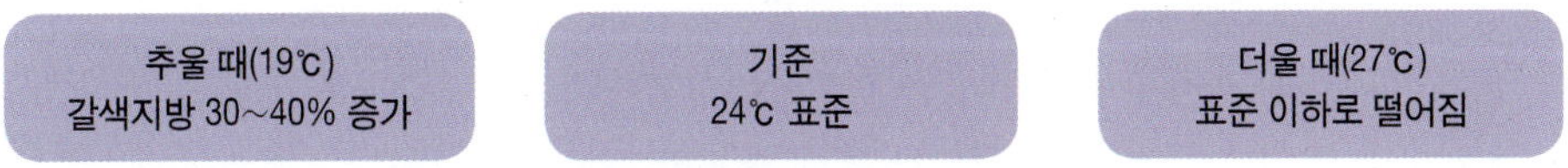

그림 7-4 온도에 따른 갈색지방의 변화

출처 : 미국 텍사스 의과대학 라브로스 시도시스 박사 연구

(1) 간헐적 단식의 방법

- 주 1~2회 정도 최소 16시간 이상 단식이 이어가기를 6개월 이상 유지
- 아침형 단식과 저녁형 단식 등이 있으며, 아침형 단식이 더 호응 받고 있는 추세이다.

(2) 간헐적 단식의 문제점

- 요요현상, 폭식장애, 식용억제와 식용촉진의 호르몬 불균형
- 굶어서라도 살을 빼야 한다는 압박감으로 정신건강 이상초래 등

이와 같이 최근 우리나라의 식생활지도를 위협하며 관심을 모우고 있는 간헐적 단식은 2019년 초 모 방송사에서 스페셜 프로그램이 방영되면서 국민들에게 더 큰 주목을 받고 있다. 하지만 아직 이러한 방법의 추적 연구에 따른 부작용에 관한 후속 연구들이 부족한 상태에서 무작정 따라하기보다는 내 생활패턴에 맞게 규칙적이고 균형 잡힌 식생활을 유지하는 것이 바람직하다.

8. 기초대사율과 체중조절

1) 기초대사율이란?

신체가 생명을 유지하는 데 필요한 최소의 에너지호흡, 심장, 간 등를 말하며, 기초대사율을 조절하여 체중감량을 시도하는 다이어트가 최근 많은 관심을 받고 있다.

2) 기초대사율 높이기

- 근육량을 늘린다수영, 빨리 걷기 등 유산소운동.
- 자율신경 중 교감신경을 활발히 움직인다스트레칭 등.
- 체온을 높인다예 : 물 온도를 42℃ 정도로 높이면 교감신경이 움직이기 시작, 반신욕 등.
- 기분 좋은 생각이 기초 대사율을 높인다.
- 우아하고 여유 있는 식습관을 갖는다.
- 식이섬유소가 풍부한 식품과일, 채소, 고구마 등을 섭취한다.
- 따뜻한 음식을 섭취한다.

3) 기초대사율이 낮은 경우의 특징

- 손발이 차다.
- 몸이 쉽게 피곤하다.
- 책상업무가 많다.
- 팔, 다리, 얼굴이 잘 붓는다.
- 아침식사를 거르는 경우가 많다.
- 땀을 거의 흘리지 않는다.
- 찬 음식을 선호한다.

9. 식사장애

식사장애란 질병을 초래하는 식이행동으로 식사행동이나 체형에 대해 모순된 생각과 행동을 나타내는 현상을 보이는 것을 말하며, 그 유형으로 신경성 식욕부진거식증과 신경성 탐식증폭식증 등이 있다.

- 거식증은 사춘기 소녀들에게서 빈번하게 나타나며 자신의 음식 섭취를 극도로 제한한다. 거식증은 특별한 질병 없이 체중이 최소 25% 이상 감소되어 있으며, 자신이 지나치게 말랐음에도 비만이라는 왜곡된 생각을 가지고 있다.
- 폭식증은 성인 초기에 빈번히 나타나며, 폭식을 한 후 의도적으로 토하기를 반복하는 행동을 한다. 자신의 행위에 문제가 있음을 스스로 인정하면서도 폭식 – 굶기 – 폭식 – 토하기 등을 반복하는 것으로 젊은 여성들에게 많다.
- 미국 FDA 보고에 의하면 거식증 환자의 40~50%가 탐식증 증상을 함께 가지고 있는 것으로 알려져 있다.
- 식사장애의 치료는 정신과적 치료와 심리적 치료, 영양적인 측면이 함께 병행되어야 하며 무엇보다 가족의 따뜻한 사랑과 관심이 중요하다.

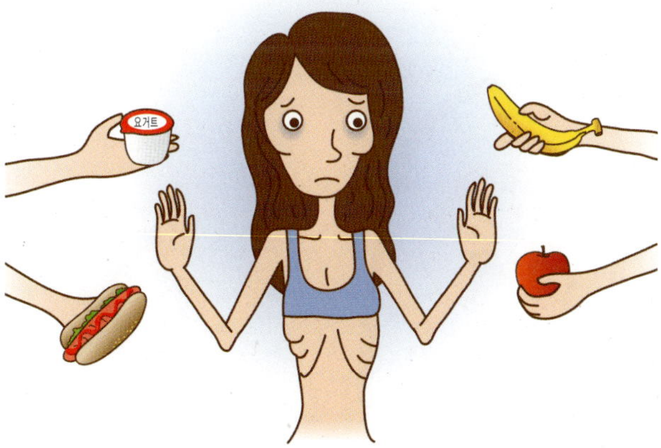

그림 7–5 거식증

Check List

거식증 체크리스트

- 짧은 기간 동안 급격한 체중감소가 있었다.
- 체중감량의 목표를 달성한 이후 또다시 새 감량목표를 설정한다.
- 마른 체격인데도 불구하고 살이 쪘다고 불평한다.
- 음식을 매우 적게 먹는데도 배가 고프지 않다.
- 혼자 있는 시간이 많고, 식사도 혼자 하는 것을 좋아한다.
- 식사에 대한 강박감을 가지고 있다. 음식을 너무 오래 씹는다든지 아주 작은 조각으로 잘라 오래 먹는다.
- 월경이 중단되었다.
- 자신이 불행하다고 생각하며, 우울증상을 보인다.
- 학업 성적을 올리려고 지나치게 노력한다.
- 머리카락이 빠지고 체온이 내려간다.

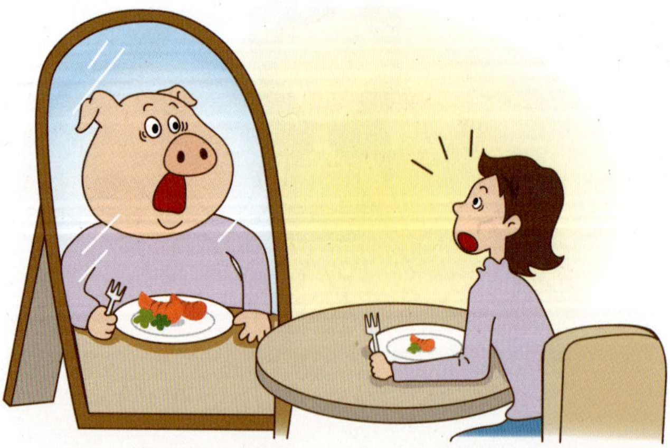

폭식증 체크리스트

- 최근 폭식으로 인해 체중이 늘었다.
- 폭식습관이 있다는 것을 알면서도 그것을 조절하지 못해 괴로워한다.
- 다른 사람에게는 다이어트 중이라고 말하지만 여전히 체중이 많이 나간다.
- 남몰래 음식을 많이 먹는다.
- 음식을 많이 먹고 난 후에 자신을 비관한다.
- 과체중 또는 비만으로 인해 사회적 · 육체적 활동이 위축되어 있다.
- 체중과 체형이 자신의 이미지를 결정하는 제1요소라고 생각하며, 체중문제가 생활의 주된 관심사가 되고 있다.
- 자주 피로한 증상을 보인다.
- 우울해하고 비관적인 생각을 한다.
- 뺨의 침샘이 부어 얼굴이 동그랗게 변한다.
- 이를 자주 닦아도 충치가 생긴다.
- 몸무게가 5~8kg 범위 내에서 자주 변한다.
- 목이 아프다거나 근육통을 호소한다.

출처 : 박태선 외(2011).

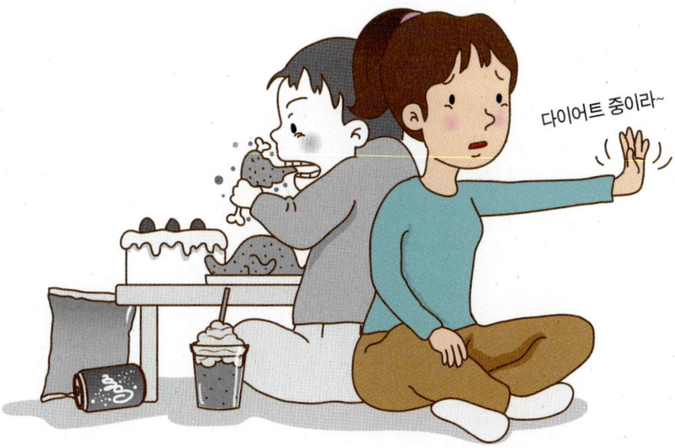

4차 산업시대의
식생활
가이드

스트레스와 영양

1. 스트레스 반응의 진행과정 | 2. 스트레스 관련 호르몬
3. 스트레스 해소를 위한 식사원칙 | 4. 스트레스 자가진단방법

CHAPTER

8

스트레스는 현대를 살아가는 우리들에게 친구와도 같다. 그만큼 현대인들은 스트레스 환경에 노출되어 있다는 뜻이다. “피할 수 없으면 즐겨라”는 말처럼 스트레스를 즐기고 떨칠 수 있도록 운동과 스트레스에 좋은 음식 등을 통해 스트레스를 극복하여 건강을 유지할 수 있도록 해야 할 것이다.

"피할 수 없으면 즐겨라."

스트레스에 대해 흔히들 하는 말이다. 우리는 현대사회를 살면서 스트레스를 부르는 여러 가지 자극과 환경에 노출되어 있다. 이러한 스트레스를 현명하게 극복하지 못한다면 여러 가지 질환의 요인으로 작용할 수 있으므로 각별한 주의가 요망된다. 흔히들 '스트레스는 만병의 근원'이라 하지 않은가? 따라서 스트레스는 담아두지 말고 즉시 해소하는 것이 무엇보다 중요하다.

1. 스트레스 반응의 진행과정

스트레스는 일반적으로 24~48시간 동안의 초기 반응과 초기 반응 후에 나타나는 적응기대사항진기로 구분되는데, 대사항진기는 보통 5~7일 정도 지속된다. 이러한 과정을 통해 심장박동수와 호흡이 증가하고, 동공 확대, 혈당 상승, 요질소의 손실이 증가하는 등 신체에 여러 가지 변화가 나타난다. 스트레스는 외부 반응에 신체를 보호하기 위한 반응이다.

스트레스를 받으면 우리 몸은 이렇게 반응한다

- 심장박동수가 증가한다.
- 호흡과 심박출량이 증가한다.
- 동공이 확대되고 혈압이 상승한다.
- 인슐린 분비가 억제되어 당뇨를 유발한다.
- 골격근 수축현상이 나타나며 정신적 피로감이 증가한다.
- 림프구 수를 감소시켜 면역기능이 저하됨으로써 결국은 인체가 질병에 쉽게 노출된다.

2. 스트레스 관련 호르몬

생리적 스트레스에 대해 작용하는 관련 호르몬은 코티솔, 카테콜아민, 글루카곤, 알도스테론, 항이뇨호르몬 등이 있으며 표 8-1에서 이들 호르몬에 따른 변화를 잘 나타내고 있다.

표 8-1 스트레스 상태에서의 체내 호르몬 변화

호르몬 종류	호르몬의 농도 변화	대사적인 변화
카테콜아민	증가	카테콜아민의 분비 증가
		인슐린/글루카곤의 비율 감소
		글리코겐의 분해 증가
		아미노산으로부터 포도당 합성 증가
		유리지방산의 이동 증가
코티솔	증가	유리지방산의 이동 증가
		아미노산으로부터 포도당의 합성 증가
글루카곤	증가	아미노산으로부터 포도당의 합성 증가
		인슐린/글루카곤의 비율 감소
		글리코겐의 분해 증가
		포도당, 아미노산, 지방산의 저장량 감소
항이뇨호르몬	증가	수분 보유량 증가
알도스테론	증가	나트륨 보유량 증가

출처 : Whitney EN et al.(2008).

3. 스트레스 해소를 위한 식사원칙

스트레스를 받으면 체내 대사 변화에 의해 단백질 요구량과 에너지 요구량이 증가

스트레스 해소에 유익한 식품

- 과일과 채소 : 비타민과 무기질이 풍부해 스트레스로 인해 소모가 많아진 비타민, 무기질 보충에 도움이 된다.
- 녹차나 물 : 녹차 속의 테아닌 성분은 머리를 맑게 하고, 이뇨작용이 있어 스트레스로 야기되어 쌓이는 노폐물 배설에 효과적이다.
- 생선 및 살코기 : 양질의 단백질은 스트레스로 변화된 생리적 기능에 대처하는 데 도움이 된다.
- 우유 : 단백질, 비타민, 무기질이 풍부하고, 특히 우유 속의 트립토판은 세로토닌 분비를 도와 기분을 좋아지게 하며, 천연수면유도제 역할을 하여 수면에 도움이 된다.
- 현미 : 비타민과 무기질이 풍부하고 섬유질이 많아 배설을 원활하게 한다.

한다. 지방의 경우 전체 열량의 2~4% 정도는 리놀렌산으로 공급받는 것이 좋다. 따라서 리놀렌산이 풍부한 참기름, 들깨기름, 등푸른생선 등이 유익하고, 비타민은 상처치료와 면역능 증진을 위한 비타민 C와 상피세포 분화에 도움이 되는 비타민 A를 권장한다. 견과류 등의 섭취를 통한 무기질 보충도 스트레스 해소에 도움이 된다.

4. 스트레스 자가진단방법

스트레스 극복을 위해서는 무엇보다 자신이 스스로 진단하여 적극적으로 대처하는 것이 중요하다. 보건복지부에서 제공한 표에 제시된 내용을 참조하여 스트레스 요인을 찾아낸 후 그 요인에 의해 어느 정도 충격을 받고 있는지 척도를 통해 확인한다. 상황을 인식한 후에는 스트레스 해소를 위해 가벼운 운동이나 이로운 식품 섭취, 목욕, 여행, 명상 등과 같은 좋아하는 취미활동을 제안한다.

Check List

스트레스 평가 척도(사회 재적응 평가 : SRE)

문항	내용	점수
1	배우자 혹은 사랑하는 사람의 죽음	100
2	이혼	73
3	별거	65
4	가까운 친척의 죽음	63
5	자신의 상해와 질병	53
6	결혼	50
7	실직	47
8	가족의 건강 변화 혹은 행동상의 큰 변화	44
9	임신	40
10	성생활의 문제	39
11	새로운 가족구성원이 생김	39
12	직업 적응	39
13	재정적 상태의 변화	38
14	가까운 친구의 죽음	37
15	다른 부서로 배치되는 것	36
16	배우자와의 언쟁의 증가	35
17	많은 액수의 부채	31
18	부채가 노출된 경우	30
19	자녀가 집을 떠나는 것	29
20	시집식구 혹은 처가식구와의 갈등	29
21	뛰어난 개인적 성취	28
22	아내가 취직을 하거나 반대로 일을 그만두는 상황	26
23	입학과 졸업	26

문항	내용	점수
24	생활환경의 변화	25
25	습관을 고치는 것	24
26	전학	20
27	취미활동의 변화	19
28	종교활동의 변화	19
29	사회활동의 변화	18
30	소액의 부채	17
31	수면습관의 변화	16
32	가족이 함께 모이는 횟수의 변화	15
33	식사습관의 변화	15
34	방학	13
35	크리스마스	12
36	가벼운 법규위반	11
평가	총점 200점 이상이면 질병을 일으킬 위험이 아주 높다.	
나의 점수		

출처 : 보건복지부.

Check List

스트레스 자가 진단검사

점수는 1~5점까지 있습니다. 본인에게 해당되는 점수로 체크해 보세요.

1점 : 전혀 그렇지 않다.
2점 : 약간 해당된다.
3점 : 보통
4점 : 상당부분 해당된다.
5점 : 대부분 해당된다.

문항	내용	점수
1	얼굴에 자주 열이 오른다.	☐
2	속이 더부룩하고 소화가 잘 안 된다.	☐
3	화를 잘내고 참기가 힘들다.	☐
4	의욕이 떨어지고 허전한 느낌이 자주 든다.	☐
5	자주 어지러움을 느낀다.	☐
6	특별한 이유 없이 매사에 자신감이 떨어진다.	☐
7	손이나 발이 차다.	☐
8	무언가에 쫓기는 느낌이 들며 조급해진다.	☐
9	무기력하고 항상 피곤하다.	☐
10	특별한 이유 없이 불안하고 긴장된다.	☐
11	잠을 쉽게 이루지 못하고 잠에서 자주 깬다.	☐
12	일에 집중할 수 없다.	☐
13	하는 일마다 비관적으로 느껴진다.	☐
14	사소한 실수를 자주 하거나 같은 실수를 되풀이한다.	☐
15	가슴이 두근거리고 답답한 느낌이 든다.	☐
16	입 안이 헐거나 붓는다.	☐
17	목이나 어깨가 결리고 몸이 무겁다.	☐
18	식욕이 없거나 갑작스럽게 폭식을 하게 된다.	☐

문항	내용	점수
19	이유 없이 속이 울렁거리고 구역질이 난다.	☐
20	전에 비하면 변비나 설사가 늘었다.	☐
평가	• 1∼24점 : 걱정하지 않아도 괜찮습니다. • 25∼40점 : 주의가 필요합니다. • 41∼55점 : 예방이 필요합니다. • 56∼69점 : 심각한 편입니다. 적극적인 노력이 필요합니다. • 70점 이상 : 전문의의 상담이 필요한 심각한 수준입니다.	

CHAPTER 9

알코올과 영양

1. 알코올 대사 | 2. 알코올 섭취와 영양 | 3. 알코올 섭취와 건강
4. 적당한 음주량 | 5. 바람직한 음주습관

C H A P T E R

9

알코올성 음료는 우리나라 주세법에서 주정과 알코올 1도 이상의 모든 음료를 말하며, 알코올은 적당히 섭취하면 몸에 좋은 약주도 되고, 사회활동의 촉진제, 통증과 두통에 대한 진통제 역할도 하지만 도를 넘으면 지방간과 각종 암, 면역기능 저하, 영양소 흡수방해를 유발하여 독이 되기도 한다.

음료는 산업사회 발달과 더불어 식생활에서 중요한 부분을 차지하게 되었으며, 알코올성 음료와 비알코올성 음료로 나눌 수 있다. 알코올성 음료는 우리나라 주세법에서 주정과 알코올 1도 이상의 음료를 모두 말하며, 주정전분 또는 당분을 발효시킨 물질로 소주의 원료, 발효주류탁주, 약주, 청주, 맥주, 과실주, 증류주류소주, 위스키, 브랜디, 리큐르, 일반 증류주, 기타 주류 4종류로 구분한다.

알코올은 적당히 섭취하면 몸에 좋은 약도 되고, 사회활동의 촉진제, 통증과 두통에 대한 진통제 역할을 하기도 하지만 도를 넘으면 지방간과 각종 암, 면역기능 저하, 영양소 흡수방해를 유발하여 독이 되기도 한다.

1. 알코올 대사

알코올은 분자량이 작고 수용성이므로 위와 소장 점막을 통해 빠르게 흡수된 후 혈

궁 · 금 · 해 · 요!

위장에서 알코올 대사를 저해하는 약물은?

***

- 아스피린 : 두통 및 류머티즘 증상 완화제
- 시메티딘, 라니티딘 : 위염, 위궤양의 치료제

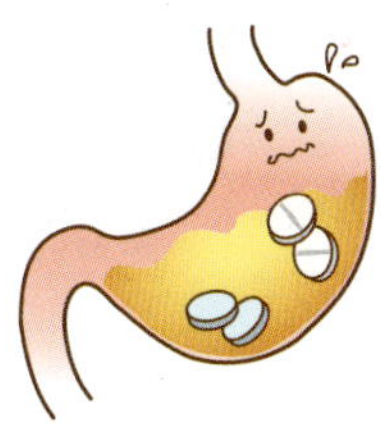

공복에 알코올을 섭취하면?

***

알코올이 간에 이르기 전 위에서 대사되는 정도가 공복 시에는 감소되므로 혈중 알코올 농도를 더욱 증가시킨다. 공복 시 위장 내벽에 미치는 알코올의 자극도 강하게 된다.

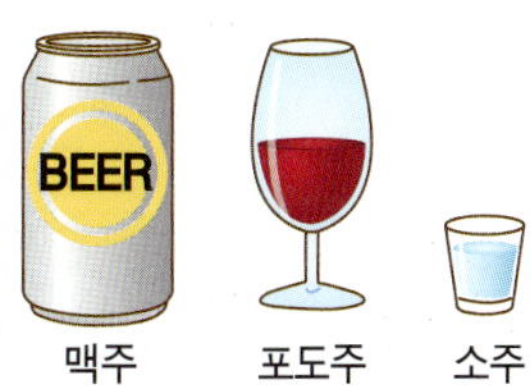

액을 통해 간으로 이동하여 대사되며, 섭취량의 20%가량은 위장에서 바로 흡수되어 혈액의 알코올 농도를 높인다. 약 80% 정도의 알코올은 간에서 대사되어 일차적 생성물인 아세트알데하이드로 전환된다. 아세트알데하이드는 혈관 확장으로 인한 두통, 안면홍조 현상, 맥박 증가, 숙취의 원인물질이다. 또한 아세트알데하이드는 구강암, 후두암, 식도암, 간암, 대장암, 직장암 등의 암 발생과도 관련이 있다. 아세트알데하이드는 아세트알데하이드탈수소효소에 의해 이차적 생성물질인 아세트산으로 산화된다.

알코올 섭취 후 30분이 경과하면 혈중 알코올 농도는 최고치에 이르게 되며, 알코올이 뇌 이외의 조직, 즉 지방조직과 같은 곳으로 흡수되므로 시간이 지남에 따라 덜 취한 것처럼 느끼게 된다.

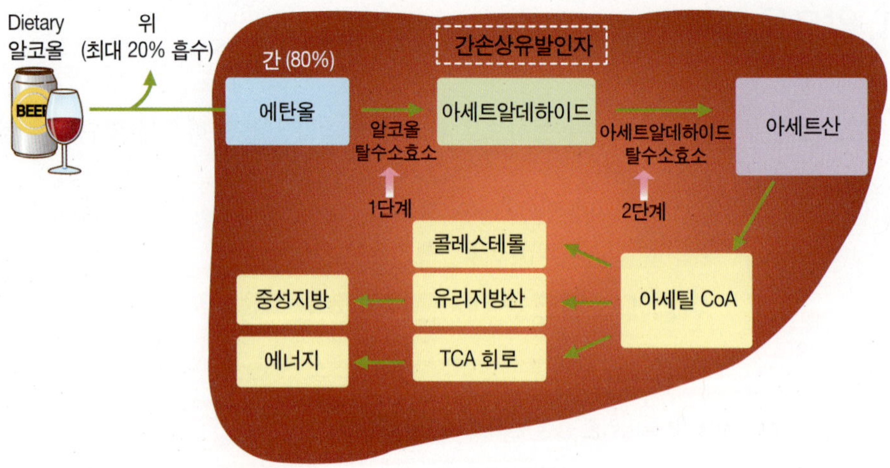

그림 9-1 알코올 대사

술을 마시면 마실수록 느는 이유는?

***

- 알코올은 간세포의 세포질에 존재하는 알코올탈수소효소에 의해 산화되는데, 일부는 소포체의 MEOS 경로를 이용하여 알코올을 산화하게 된다.

• MEOS 경로는 만성적인 알코올 섭취에 의해 더욱 활성화되는데, 음주를 많이 하면 할수록 음주량이 계속 늘어나는 이유는 MEOS 경로의 활성화 때문이다.

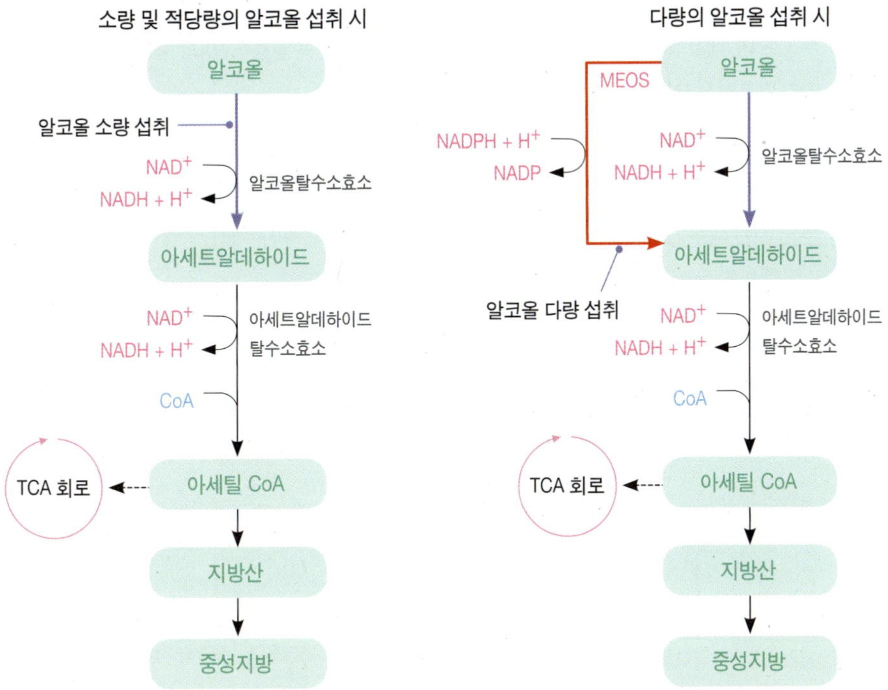

알코올 탈수소효소에 의한 대사 마이크로솜 에탄올 산화계에 의한 대사

왜 여자는 술에 약할까?

***

• 남성의 경우 간에서 주로 대사되는 것으로 알려진 알코올이 위장점막에 존재하는 알코올탈수소효소들에 의해 우선적으로 상당량 대사되는데, 여성의 경우 남성에 비해 이 효소의 양과 활성이 훨씬 낮기 때문에 알코올이 위에서 대사되지 못해 알코올의 해를 더 많이 받게 된다.
• 여성이 음주 관련 사고와 순환기계 질환 및 간경변증을 나타내는 만성 과음자의 비율이 높은 것과 관련이 있다.

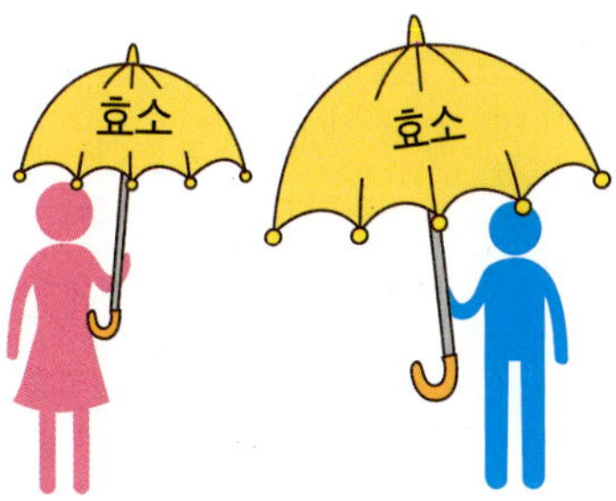

알아두기

숙취(宿醉)란?

숙취란 사전에서 '다음날까지 깨지 않은 술기운(hangover, 숙취, 후유증)'으로 정의하고 있다. 즉, '술을 마신 사람들이 경험하는 유쾌하지 못한 신체적 · 정신적 증상 또는 현상'이라 할 수 있으며, 대표적 증상으로 메스꺼움, 구토, 갈증, 두통, 근육통 등이 있다. 숙취증상은 개인에 따라 다르며 알코올의 종류와 섭취량에 따라 달라질 수 있다.

❶ 숙취와 금단증상의 차이

숙취는 단 한 번의 폭음 후에도 경험할 수 있고 금단증상은 반복적인 폭음 후에 나타난다. 숙취는 몇 시간 내로 사라지지만 금단증상은 수일까지 계속되며, 숙취는 금단증상에서 나타나는 환각이나 발작증상은 없다.

❷ 숙취의 증상

숙취의 증상은 위 · 장관, 수면 및 생체리듬, 감각 및 인지기능 등 신체 전반으로 다양하게 나타나며, 다음과 같다.

숙취의 증상

증상	유형
전체적	피로, 무기력증, 갈증
기분	우울증, 불안감, 초조
통증	두통, 근육통
위 · 장관	오심, 구토, 위장의 통증
수면 및 생체리듬	수면시간의 감소
감각기능	과민성과 현기증
인지기능	주의력 및 집중력 감소

출처 : 최혜미 외(2010).

❸ 숙취에 영향을 미치는 요인

- 대사되지 못한 알코올 : 소변 생성 촉진, 구토 및 설사로 인한 탈수현상과 체내 전해질 불균형, 위장과 소장 내벽에 염증을 유발할 수 있음
- 아세트알데하이드(알코올 1차 산화물) : 혈관 확장으로 인한 두통 및 안면홍조, 오심구토, 맥박 및 혈압 저하, 쇼크를 일으킬 수 있음

- 술에 들어 있는 다른 성분 또는 약물, 흡연 : 메탄올의 경우 포름알데하이드와 포름산 생성으로 취하는 속도와 숙취에 영향을 줄 수 있음
- 가족력 : 알코올 중독의 가족력이 있는 사람들에게 영향을 줄 수 있음

❹ 숙취 해소에 좋은 음식

- 콩나물 : 콩나물에 들어 있는 '아스파라긴산'이 간의 알코올분해효소의 생성과 활성을 증가시킨다.
- 선짓국 : 흡수되기 쉬운 철분이 많고 단백질이 풍부하여 영양을 보충해준다.
- 북어 : 지방 함량이 적고 담백하며 간을 보호해주는 아미노산이 풍부하다.
- 조개 : 질소화합물인 타우린, 베타인, 아미노산, 핵산류와 호박산 등이 많아 국물 맛이 시원하다.
- 재첩 : 재첩에는 메티오닌이 풍부하여 간의 활동 회복에 도움을 준다.
- 굴 : '바다의 우유'라고 불리며 비타민과 무기질이 풍부하다.
- 녹차 : 폴리페놀 성분을 많이 함유하고 있어 숙취 유발물질인 아세트알데하이드를 분해하는 능력이 뛰어나다.
- 감나무잎차 : 감나무잎을 말려 두었다가 달여 마시면 탄닌 성분이 위 점막을 수축시켜 위장을 보호해주고 숙취 해소를 도와준다.
- 군밤 : 단백질, 지방, 탄수화물, 비타민 B, C 등의 영양성분을 풍부하게 함유하고 있어 위장 기능을 강화해주고, 비타민 C의 경우 알코올 분해작용을 도와준다.
- 채소즙 : 무, 오이, 부추, 미나리, 시금치, 연근, 칡, 솔잎, 인삼 등의 즙은 숙취 해소에 도움을 준다.

궁 · 금 · 해 · 요 !

폭탄주를 마시면 왜 빨리 취하는 걸까?

***

- 술은 향기를 내기 위해 여러 화학물질을 첨가하는데, 술을 섞어 마시면 알코올이 첨가물과 상호 반응하여 숙취를 조장하게 되어 더 빨리 취하게 된다.

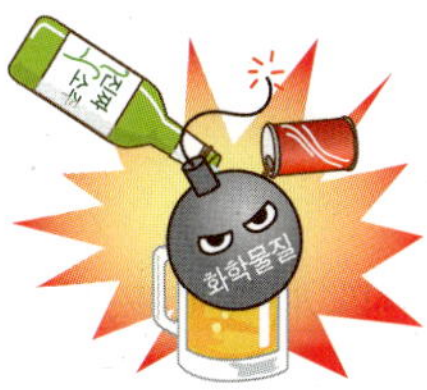

- 술을 마실 때 채소나 기름진 음식을 먹으면 알코올 흡수를 줄일 수 있으나, 탄산음료 등과 함께 마시면 오히려 알코올 흡수가 촉진된다.

날씬한 사람이 덜 취할까? 뚱뚱한 사람이 덜 취할까?

***

날씬한 사람은 뚱뚱한 사람보다 체내 알코올 농도가 더 높고 동일 체중일지라도 지방이 많은 사람은 근육질인 사람보다 혈액 중 알코올 농도가 더 높다. 이것은 지방이 근육보다 수분 보유량이 적어서 나타나는 현상이다.

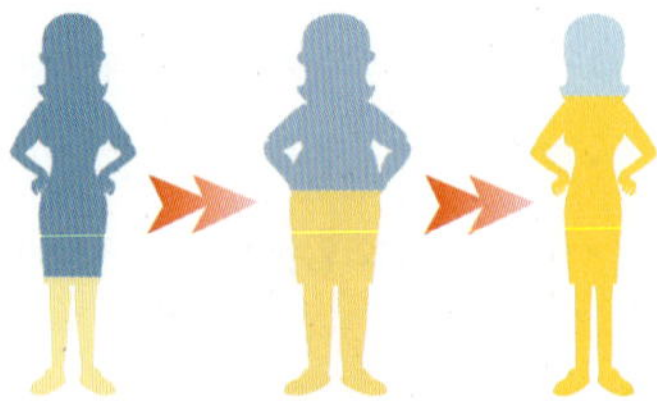

아침에 해장술 한 잔?

***

알코올 섭취 후 해장술은 뇌의 중추신경을 마비시켜 숙취의 고통조차 느끼지 못하게 하며 철저히 간과 위를 파괴할 수 있다. 결과적으로 해장술은 숙취증상을 약한 상태로 연장시키게 된다.

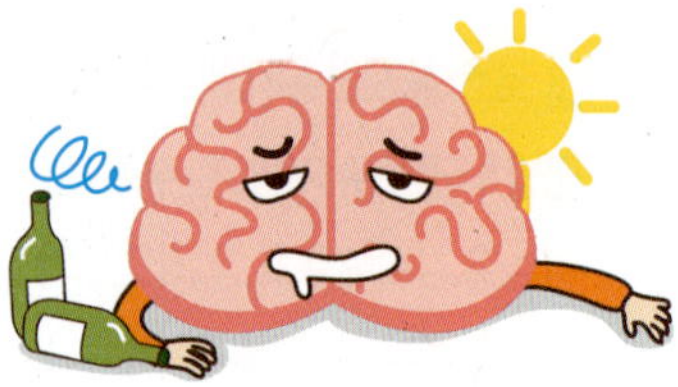

술만 먹으면 얼굴이 빨개져요

***

한국인의 15~16%가 미토콘드리아에 알데하이드탈수소효소 변이체가 나타나 효소활성이 감소되어 술에 대한 내성이 약하다. 이렇게 불활성 변이체를 가지고 태어난 사람은 음주 후 간에서 독성물질인 아세트알데하이드를 분해하는 아세트알데하이드탈수소효소(ALDH)의 활성이 낮다. 따라서 알코올 분해가 전혀 되지 않아 혈중 아세트알데하이드 농도가 보통 사람의 20배까지 상승할 수 있다. 따라서 안면홍조, 심계항진, 오심, 현기증 등이 올 수 있다.

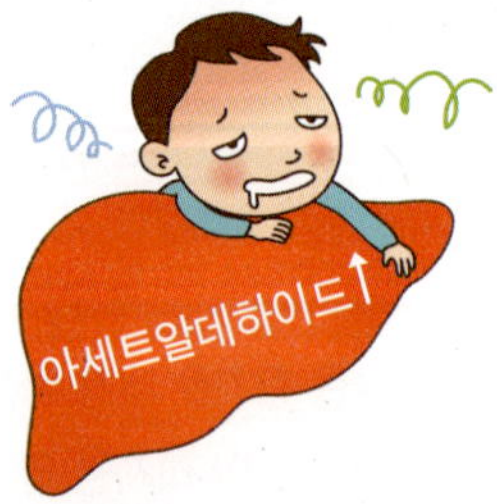

2. 알코올 섭취와 영양

만성적인 알코올 섭취 시의 영양불량 문제는 영양 섭취 부족과 알코올 독성으로 인한 영양소 흡수장애를 들 수 있다. 하버드대 조사 결과 술을 하루 두 잔 이상 마시면 전혀 마시지 않는 사람에 비해 사망률이 63%나 증가했다는 보고가 있어 과음의 위험성을 경고하고 있다.

1) 알코올과 에너지

알코올은 1g에 7kcal의 높은 에너지를 내지만 비효율적 연소로 비만의 요인이 될 수 있다.

2) 영양소 섭취의 부족

- 알코올은 열량empty calorie만 공급하여 다른 식품으로 섭취하는 에너지가 줄어들고 다른 영양소 섭취도 감소하므로 영양불량이 일어난다표 9-1.
- 부족하기 쉬운 영양소는 비타민 B군, 칼슘, 아연, 망간 등이며, 이러한 영양소가 결핍되면 미각과 식욕을 잃게 되고 결국 과음의 악순환이 계속된다.

3) 영양소 흡수장애

알코올의 섭취로 위장이 손상되고, 알코올의 자체 독성으로 인하여 췌장에서 분비되는 소화효소의 양이 감소되면 음식물로부터 영양소가 분리 · 추출되는 것을 방해하여 영양소의 흡수장애를 일으킨다.

표 9-1 술의 영양 분석

술의 종류 \ 영양	에너지 (kcal)	단백질 (g)	탄수화물 (g)	칼슘 (mg)	인 (mg)	철 (mg)	비타민 A (μg)	비타민 B_1 (mg)	비타민 B_2 (mg)	비타민 C (mg)	알코올 농도 (%)
생맥주 1컵 (500cc)	190	2.5	15.5	10.0	80.0	0.5	0.0	0.0	0.100	0.0	4
캔맥주 1캔 (375mL)	139	1.1	10.5	7.5	67.5	0.0	0.0	0.038	0.075	0.0	4
위스키 1잔 (30mL)	70	0.0	0.0	0.0	0.0	0.0	0.0	0.0	0.0	0.0	40
소주 1잔 (45mL)	80	0.0	0.0	0.0	0.0	0.0	0.0	0.0	0.0	0.0	25
청주 1잔 (45mL)	48	0.3	1.9	0.9	3.6	0.0	0.0	0.0	0.0	0.0	16
레드와인 1잔 (120mL)	85	0.24	5.76	8.4	12.0	0.6	0.0	0.0	0.012	0.0	12
막걸리 1사발 (300mL)	138	4.8	5.4	18.0	42.0	0.3	0.0	0.03	0.09	3.0	5
브랜디 1잔 (30mL)	84	0.0	0.0	0.0	0.0	0.0	0.0	0.0	0.0	0.0	40

4) 만성 음주 시 나타나는 영양문제

- 담즙산 분비량의 감소로 지용성 비타민 A, D, E, K의 흡수가 저하되고 설사를 하게 된다.
- 장점막이 손상되면 비타민 B_1의 결핍으로 다발성 신경염과 신경계의 문제를 불러일으킬 수 있으며, 아세트알데하이드는 비타민 B_6 대사를 방해하여 소변으로 비타민 B_6 배설량을 증가시킨다. 또한 췌장 소화효소인 트립신 분비량의 감소로 비타민 B_{12} 흡수를 방해하며 엽산 등의 수용성 비타민의 흡수를 방해한다.
- 소변으로 아연배설량이 증가되어 미각에 대한 민감도를 떨어뜨리고, 마그네슘 농도 또한 저하되어 근육의 강직현상과 신경계 손상을 불러오며, 철분의 결핍증상으로 빈혈을 초래한다.

3. 알코올 섭취와 건강

만성적인 알코올 섭취는 식이 섭취량의 부족, 영양소 흡수 및 대사장애에 기인된 영양불량을 유도하고 뇌와 중추신경계, 심장 및 순환기계, 간 및 소화기관 등 신체기능 전반에 악영향을 준다. 또한 정상인에 비해 낮은 면역기능을 보유하게 되어 세균성 질환 및 바이러스성 질환에 걸릴 확률이 높아진다.

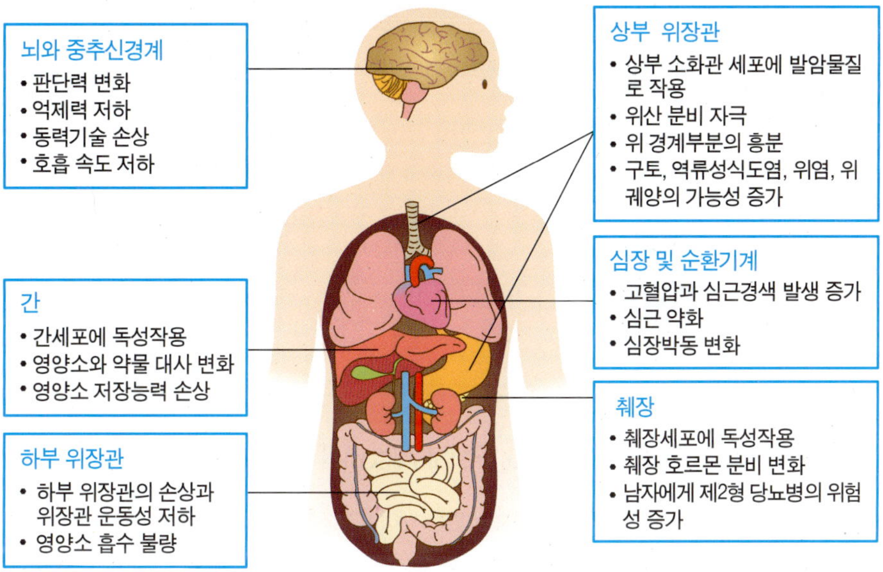

그림 9-2 알코올이 인체에 미치는 영향

1) 음주량과 질병의 연관성

적당한 음주는 스트레스를 감소시켜주고 긴장과 불안을 줄여 기분을 좋게 한다. 또한 식욕을 자극하고 장운동을 촉진하며, 심장발작이나 동맥경화, 뇌졸중 등 질병의 위험성을 줄일 수 있다표 9-2.

표 9-2 음주량과 질병의 연관성

질병	적당한 음주	과량의 음주
관상심장질환	HDL-콜레스테롤을 증가시켜 관상심장질환과 관련한 사망 위험 감소, 혈액응고 감소, 혈관 이완	심장박동 저해와 심근 손상, 혈액 내 중성지방과 호모시스테인 증가
고혈압과 뇌졸중	혈압 약간 저하	혈압 증가, 출혈성 뇌졸중 증가
혈당조절과 제2형 당뇨병	인슐린 민감도 약간 증가, 심장질환으로 인한 사망 위험 감소	저혈당증과 인슐린 민감도 감소, 췌장 손상
뼈와 관절	에스트로겐 합성 증가로 여자에게서 뼈 무기질 함량 약간 증가	뼈 형성세포의 손실로 인한 골다공증, 통풍 위험 증가
두뇌 기능	두뇌 기능 향상, 두뇌로의 혈액순환 증가로 치매 위험 감소	골다공증과 두뇌조직 손상, 기억력 감퇴
암	이점 없음	구강암, 식도암, 위암, 간암, 폐암, 대장암, 유방암 위험 증가
간 기능	이점 없음	지방 축적상태에서 간경화로 발전
비만	이점 없음	복부지방 증가, 양의 열량 균형

태아알코올증후군(FAS, Fetal Alcohol Syndrome)

- 임신 중 알코올은 태반을 통해 자궁 속에 있는 태아에게 전달되는데, 태반 혈관의 수축으로 영양분의 공급 감소, 산소 공급의 저하, 정상 발육에 필요한 비타민 A와 엽산흡수를 저하시켜 태아의 발육이 지연되고 미숙아가 생기기 쉽다.
- 태아알코올증후군은 성장지연, 신경계 이상, 지능장애, 두개골 또는 두뇌기형 등을 포함한 중추신경계 이상과 안면기형, 학습능력 및 주의력 결핍증상이 나타난다.

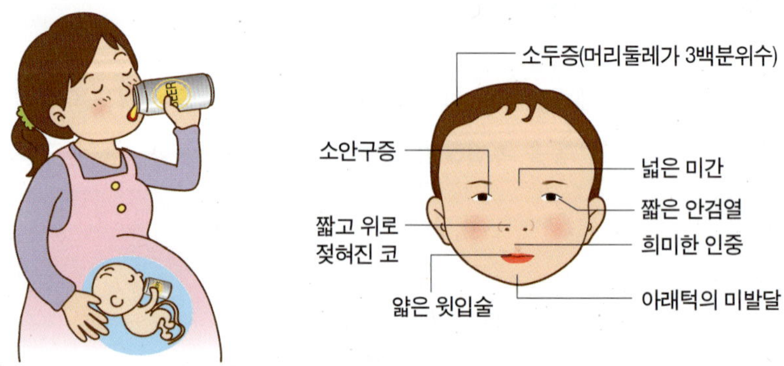

태아알코올증후군

4. 적당한 음주량

'적당한 음주량'은 가장 확실하게 숙취를 예방할 수 있다. 남성의 경우 하루 두 잔 이하, 여성이나 노인의 경우 하루 한 잔 이하의 음주를 말한다.

여성의 경우 남성에 비해 술에 대한 내성이 떨어지므로 남성의 1/2 정도 알코올을 섭취하는 것이 적당하다. 미국 보건성에서 제시한 적당한 알코올 섭취기준은 하루 2.5잔, 일주일에 4회 이하이다.

술 종류별 알코올 함량은 표 9-3과 같다.

표 9-3 술 종류별 알코올 함량

종류	용량(cc)	알코올 농도(%)	순수 알코올량(g)
맥주	작은 병(334)	4.5	15.0
	큰 병(633)	4.5	28.5
와인	한 병(700)	13.0(9.3~4.0)	91.0(65.1~288.0)
청주	1홉(180)	15.5(15.0~15.9)	27.8(27.0~28.6)
	3홉(540)	위와 같음	93/4
	5홉(900)	위와 같음	139.0
소주	1홉(180)	21.0	53.0(45.0~63.0)
브랜디	한 병(700)	40.0	280.0
위스키	한 병(750)	43.0	323.0

출처 : 보건복지부 ; http://www.hp.go.kr/hpGuide

궁 · 금 · 해 · 요 !

1표준잔이란 무엇인가?

***

각 술에 적절한 한 잔의 술을 '1표준잔'이라고 하며, 한 잔에 포함된 알코올의 양은 비슷하다. 우리나라의 1표준잔은 알코올 12g에 해당하며 세계보건기구(WHO)의 표준잔 알코올은 14g이다.

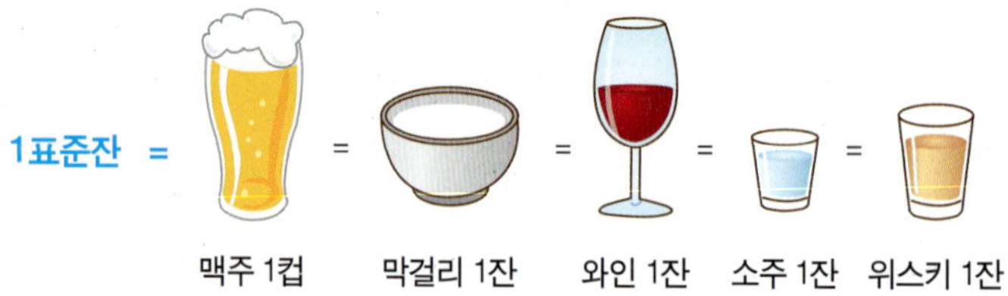

출처 : 신말식 외(2018).

5. 바람직한 음주습관

알코올 섭취로 인한 여러 가지 윤리적인 부분, 건강상의 문제를 고려하여 다음과 같은 바람직한 음주습관을 반드시 지켜야 한다.

바람직한 음주습관

- 체질을 알고 마신다.
- 첫 잔은 오래오래 마시고 먹는 속도를 천천히 한다.
- 빈속에 마시는 것은 피하고, 반드시 적당한 식사를 한다.
- 안주는 열량이 높고 기름진 육류, 어패류, 견과류보다는 비타민, 무기질이 풍부한 채소와 과일을 선택하는 것이 좋다.
- 알코올의 섭취빈도는 주 1~2회로 줄이고 과음은 피한다.
- 여러 종류의 술을 섞어 마시지 않는다.
- 기분이 좋지 않거나 즐겁지 않을 때는 마시지 않는다.
- 음주 시 흡연을 함께 하지 않는다.
- 진통제, 안정제, 수면제, 감기약, 당뇨병 치료제 등의 약물과 알코올은 함께 복용하지 않는다.
- 음주 후 사우나 및 목욕은 피한다.

Check List

알코올중독 자가진단 테스트(NAST)

아래의 12개 문항은 국립서울정신병원이 개발한 한국형 알코올 중독의 진단을 위한 자가진단표이다.

알코올중독 자가진단 테스트

1. 스트레스를 술로 해결한다.
2. 혼자 술을 마신다.
3. 술 마신 다음 날 해장술을 마신다.
4. 취기가 오르면 술을 계속 마시고 싶어진다.
5. 술에 대한 욕구를 참을 수 없다.
6. 최근 6개월간 2회 이상 블랙아웃을 경험했다.
7. 대인관계, 사회생활에 지장이 있다.
8. 술로 인해 일하는 데 어려움이 많다.
9. 음주문제로 가족이 나를 떠났거나, 떠나겠다고 말한다.
10. 술이 깨면 진땀, 손 떨림, 불안을 느끼거나 잠을 못 이룬다.
11. 술이 깰 때 공포, 몸 떨림, 헛것을 보거나 환청이 들린다.
12. 술로 인한 심리적 · 신체적 질병을 치료받은 적이 있다.

* 12개 질문에서 3개 이상 '예'의 경우 알코올중독일 가능성, 4개 이상일 경우 알코올중독으로 판정되며, 병원 입원 치료가 필요하다. 단, 10번, 11번 해당자는 무조건 알코올중독으로 진단한다.

한국형 알코올리즘 간이선별검사법(AUDIT-K)

알코올리즘 간이선별검사법은 세계보건기구(WHO)가 개발한 10개 문항으로 구성된 검사도구로 95% 신뢰도를 가지고 있는 자가진단 검사법이다.

1) 검사항목

질문	0점	1점	2점	3점	4점
1. 얼마나 자주 술을 마십니까?	전혀 안 마심	월 1회 이하	월 2~4회	주 2~4회	주 4회
2. 술을 마시는 날은 한 번에 몇 잔 정도 마십니까?	전혀 안 마심	소주 1~2잔	소주 3~4잔	소주 5~6잔	소주 7~9잔 (10잔 이상 5점)
3. 한 번의 좌석에서 소주 한 병 또는 맥주 4병 이상 마시는 경우는 얼마나 자주 있습니까?	없음	월 1회 미만	월 1히	주 1회	거의 매일
4. 한번 술을 마시기 시작하면 멈출 수 없었던 때가 1년 동안 얼마나 자주 있었습니까?	없음	월 1회 미만	월 1회	주 1회	거의 매일
5. 지난 1년간 평소 같으면 할 수 있었던 일을 음주 때문에 실패한 적이 얼마나 자주 있었습니까?	없음	월 1회 미만	월 1회	주 1회	거의 매일
6. 지난 1년간 술 마신 다음날 일어나기 위해 해장술이 필요했던 적은 얼마나 자주 있었습니까?	없음	월 1회 미만	월 1회	주 1회	거의 매일
7. 지난 1년간 음주 후에 죄책감이 든 적이 얼마나 자주 있었습니까?	없음	월 1회 미만	월 1회	주 1회	거의 매일
8. 지난 1년간 음주 때문에 전날 밤 일이 기억나지 않았던 적이 얼마나 자주 있었습니까?	없음	월 1회 미만	월 1회	주 1회	거의 매일

질문	0점	1점	2점	3점	4점
9. 음주로 인해 자신이나 다른 사람이 다친 적이 있습니까?	없음		있지만 지난 1년간 없었음		지난 1년간 있었음
10. 친척이나 친구, 의사가 당신이 술 마시는 것을 걱정하거나 당신에게 술 끊기를 권유한 적이 있었습니까?	없음		있지만 지난 1년간 없었음		지난 1년간 있었음
총점					

2) AUDIT-K 검사 결과

점수	0~8점	9~12점	13~19점	20점 이상
평가	정상음주	위험음주수준으로 주의를 요함 – 아직까지 특별히 심각한 음주로 인한 문제가 발생하지는 않았지만 향후 음주로 인한 문제가 발생할 가능성이 있음 – 음주량을 줄이거나 음주 횟수를 줄여 적정음주를 실행하는 것이 좋음	고위험음주 혹은 잠재적인 알코올사용장애 환자임 – 이미 신체적인 정신 건강 이상이나 행동상의 문제가 나타나는 수준으로 속히 전문의 진찰을 받는 것이 좋겠음	알코올사용장애환자임 – 이미 알코올사용장애, 특히 알코올 의존상태임이 강력히 시사됨. 속히 전문의의 진찰을 받고 전문화된 치료를 시작하는 것이 좋음

출처 : 보건복지가족부 보도자료(2009. 5. 13).

4차 산업시대의
식생활
가이드

흡연과 영양

C H A P T E R

10

담배는 가지과에 속하는 다년생 풀로 남아메리카, 멕시코, 서인도 제도가 원산지이다. 우리나라에는 1618년경 일본 또는 중국의 북경을 통하여 유입된 것으로 추측되며, 담배에 들어 있는 일산화탄소, 니코틴, 타르 등의 유해 화학물질은 암을 비롯하여 소화기, 호흡기, 심혈관계 등 신체 여러 부위에 질병위험률을 증가시킨다.

1. 한국인의 흡연실태

국민건강영양조사에 따르면 2015년 만 19세 이상 성인 남자 흡연율은 39.3%, 여성 흡연율은 5.5%였다그림 10-1. 흡연자는 비흡연자에 비해 평균 5~8년의 수명이 단축된 것으로 조사되었으며, 25세 성인이 하루 1갑의 담배를 계속 피운다면 비흡연자에 비해 수명이 1.6년 짧아지고, 하루에 2갑을 피우면 8.3년이 단축된다.

청소년 흡연의 경우 세포, 조직, 장기가 성숙하는 과정에 있으므로 담배의 독성물질 또는 화학물질과 접촉할 때 성인보다 손상이 심하므로 16세 이하의 청소년이 흡연을 시작하는 경우 20세 이후 시작하는 경우보다 흡연으로 인한 피해가 3배나 높다.

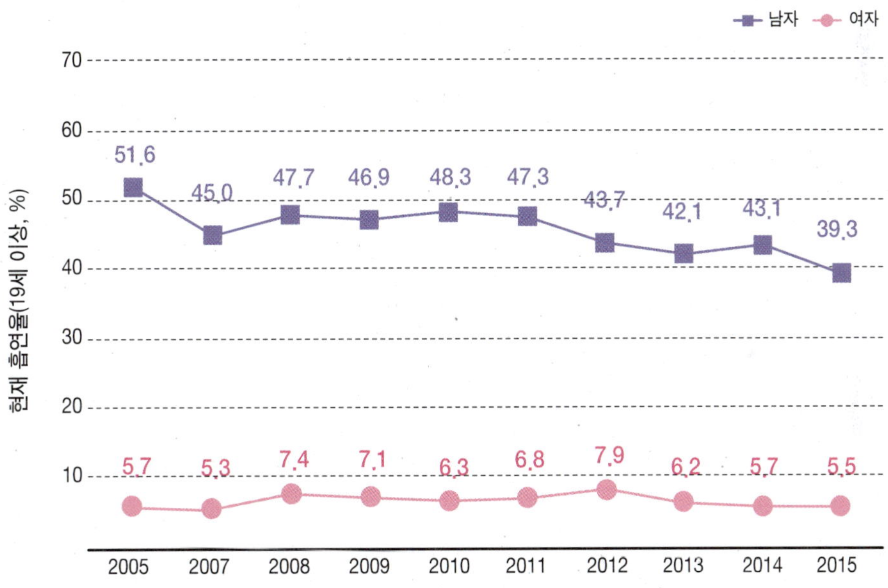

그림 10-1 한국인의 연도별 흡연율 추이

출처 : 보건복지부 보도자료(2016. 11. 7)

2. 흡연의 유해 성분

담배 연기 속에는 약 4,000여 종의 화학물질이 들어 있으며, 화학물질의 약 90%는 가스상태이고, 나머지 10%는 미립자이다. 가스 성분 중 문제가 되는 것은 일산화탄소이며, 유독성 미립자 성분 중에서는 니코틴과 타르 등이 주요 위험요소이다그림 10-2.

1) 일산화탄소

일산화탄소는 무취, 무색의 가스로 적혈구와 친화력이 산소의 210배 정도이며, 연탄가스와 같은 성분이다.

- 담배 한 갑을 피우면 약 2mL의 일산화탄소를 흡입하게 된다.
- 혈액의 산소운반능력을 감소시켜 저산소증을 일으키며 신진대사의 장애와 조기노화현상, 혈전 형성, 혈관의 내벽세포를 파괴한다.

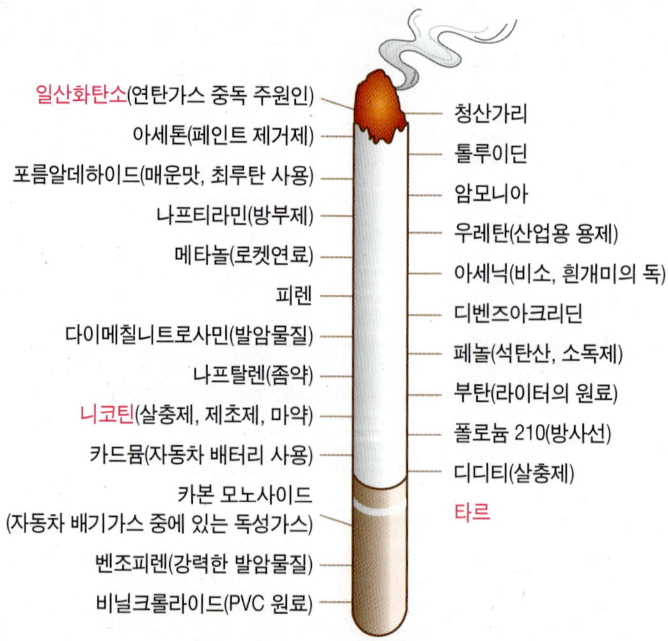

그림 10-2 담배의 유해 성분

출처 : http://www.hp.go.kr

2) 니코틴

니코틴은 습관성 중독을 일으키는 마약성 물질로 미각 감소와 금단증상의 원인이 되며, 곤충에 대해서는 신경독성을 갖는 살충제 성분이다.

- 교감 및 부교감신경을 흥분시켜 쾌감을 얻게 하고 각성효과가 있어 맥박수와 혈압을 올린다. 또한 혈중 LDL-콜레스테롤의 농도를 증가시키고 혈소판 응집력을 증가시켜 동맥경화를 일으킨다.
- 담배 한 개비당 약 0.5~1.0mg의 니코틴이 함유되어 있으며, 한 번에 40mg 이상의 니코틴을 흡입하면 치사량이 된다.

3) 타르

타르는 담배의 맛과 향을 결정하는 흑갈색 물질로, 파이프나 펄프를 검게 만드는 '담뱃진'을 말한다.

- A급 발암물질폐암 유발로 모든 세포와 장기에 피해를 주고, 잇몸이나 기관지 등에 직접 작용하여 만성염증을 일으키기도 한다.
- 담배 한 개비를 피울 때 흡입되는 양은 약 10mg 이내로 하루에 한 갑씩 담배를 피울 경우 1년간 모이는 타르의 양은 유리컵 하나를 꽉 채울 정도이다.

궁 · 금 · 해 · 요!

간접흡연

***

흡연자의 담배 연기를 비흡연자가 들이마심으로써 담배를 피우는 것과 같은 피해를 입는 것이다.

- 담배 연기는 흡연자가 들이마신 후 내뿜는 연기와 타고 있는 담배 끝에서 나오는 생담배 연기로 나눌 수 있는데, 간접흡연자가 들이마시는 담배 연기는 생담배 연기가 85%, 내뿜는 연기가 15%를 차지한다.
- 생담배 연기는 독성 화학물질의 농도가 2~3배 정도로 내뿜는 연기보다 화학물질의 농도가 높고 입자가 더 작아서 폐의 깊은 부분까지 영향을 미칠 수 있다.
- 담배 연기에 민감한 사람의 경우, 69%가 안구 자극증상을 나타내고, 29%가 코 증상, 21%가 두통, 25%가 기침증상을 나타낸다.
- 폐가 완전히 성숙하지 않은 어린이의 경우 급성호흡기질환 감염률이 5.7배, 폐암 발생률은 2배(부모 양쪽 모두 2.6배) 증가한다.
- 간접흡연 노출률의 경우, 지난 10년간 가정 실내(2005년 18.5% → 2015년 8.2%)와 직장 실내(2005년 36.8% → 2015년 26.8%)에서 각각 10%p씩 감소하는 추세이다.

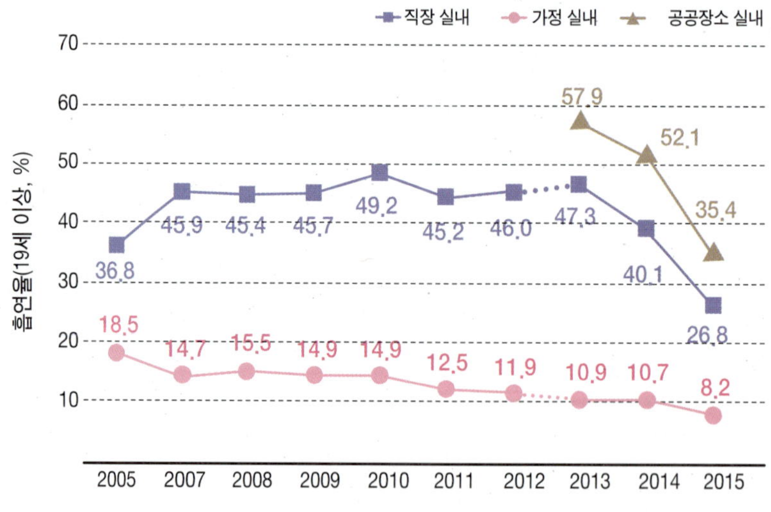

간접흡연 노출률

출처 : 보건복지부 보도자료(2016. 11. 7).

3. 흡연과 영양

흡연자는 비흡연자에 비해 아침 결식률이 높고, 불규칙한 식습관을 가지고 있을 뿐 아니라 생활습관 역시 불규칙할 확률이 높다.

- 흡연자는 미각의 예민도가 저하되어 있으므로 기름진 음식과 기호식품알코올과 커피 등을 선호하는 반면, 채소 및 과일류의 섭취율은 상대적으로 낮다.
- 담배 연기에는 지질과산화를 촉진하는 자유유리기가 다량 함유되어 있으므로,

궁 · 금 · 해 · 요!

금연 후 왜 살이 찌나요?

***

- 기초대사율이 감소하여 생리적으로 체중이 약 10% 증가할 수 있다. 금연 후 체중증가의 더 큰 원인은 정신적 스트레스와 흡연 대신 간식을 섭취하기 때문이다. 금연 후 체중증가는 약 6개월 전까지 지속되다 1년 정도 지나면 더 이상 증가하지 않는다.
- 금연 후 육식, 기름기 많은 식품, 자극성 있는 음식, 술과 커피 등을 피하고 섬유질이 많은 식품과 채소 및 과일 섭취량을 늘리며 적절한 운동을 하는 것이 좋다.

흡연의 금단증상을 이기는 방법

***

- 두통이나 현기증이 느껴질 때 : 갑자기 폐로 유입되는 산소의 양이 많아져서 일어나는 현상으로 심한 운동을 피하고 편히 휴식을 취한다.
- 가래와 기침 : 담배 연기로 손상된 기관지 점막의 섬모가 운동을 통해 유해물질을 체외로 배출하면서 생기는 현상으로 금연 후 2일 정도에 심해진다. 이 시간이 지나면 가래가 나오는 것이 적어지고 기침도 덜 하게 된다.
- 불안과 초조감 : 니코틴의 금단 증세임을 인식하고 명상, 가벼운 운동 등으로 마음을 편히 가지도록 한다.
- 채식을 하게 되면 금단증상이 줄어들며, 특히 십자화과 채소는 담배의 독소를 체외로 배출해 준다.
- 물을 많이 마시는 것도 도움이 된다.

비흡연자에 비해 항산화 영양소의 요구량이 높다.

- 흡연자의 경우 혈중 비타민 C와 β-카로틴의 농도가 낮아 비타민 C의 섭취량을 늘려야 정상적인 혈청 비타민 C를 유지할 수 있다.
- 비타민 C의 하루 필요량은 100mg인데, 담배 1개비당 비타민 C 소모량은 25mg으로 담배 4개비로 하루 필요한 비타민 C가 모두 소모된다. 미국의 경우 흡연자의 비타민 C 권장량을 약 50% 정도 상향조정하고 있다.
- 담배 속의 청산HCN은 비타민 B_{12}의 결핍을 일으키는 것으로 나타났다.

4. 흡연과 건강

담배 연기 속의 각종 유해 성분은 암을 비롯하여 소화기, 호흡기, 심혈관계 등 신체 여러 부위의 질병위험률을 증가시킨다그림 10-3.

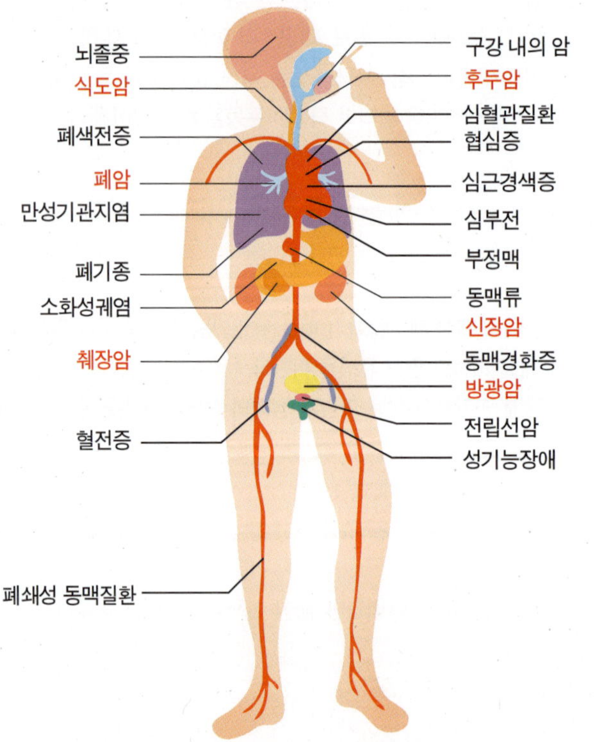

그림 10-3 흡연자의 질병위험률

1) 암

- 구강 · 식도 · 폐 및 기관지에 발생하는 암의 90% 정도가 흡연 때문에 발생하며, 특히 인구 10만 명당 한국인의 암 사망률 1위는 폐암이다그림 10-4.
- 담배 연기와 직접 접촉하지 않는 장기 중 자궁경부 · 췌장 · 방광 · 신장 · 위장 · 조혈조직 등의 암 발생률도 비흡연자에 비해 약 1.5~3배 정도 높다그림 10-5.

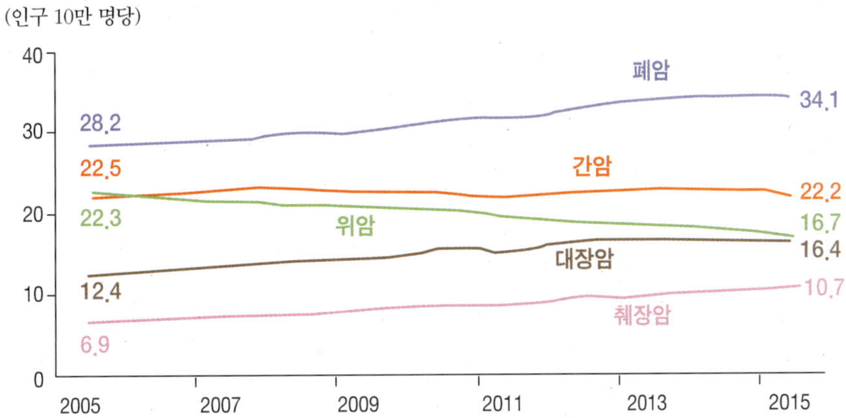

그림 10-4 암 사망률 추이(2005~2015)

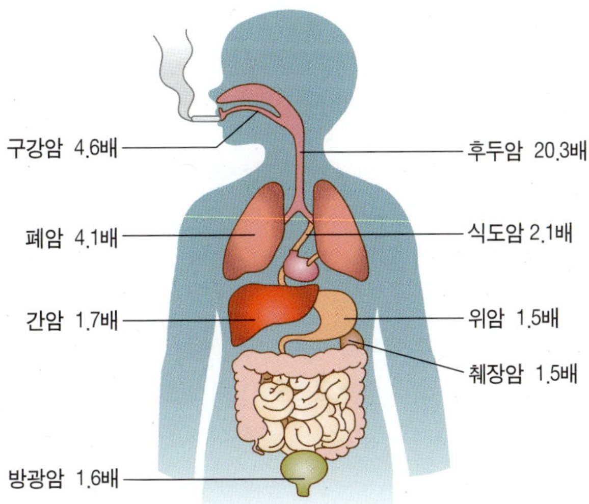

그림 10-5 흡연자의 암 사망 증가율

2) 심혈관질환

- 흡연자들은 LDL-콜레스테롤이 높아 고혈압 · 고콜레스테롤혈증과 함께 뇌혈관질환, 관상동맥질환, 복부 대동맥류, 말초혈관질환 등의 심혈관질환에 노출되기 쉽다.
- 하루 평균 한 갑 이상의 담배를 피운 40~59세 성인의 경우, 관상동맥질환의 위험도는 비흡연자보다 2.5배가량 증가하며, 흡연량에 비례하여 심혈관질환 위험도가 함께 증가한다.
- 여성흡연자의 경우 심근경색증의 위험도는 비흡연자에 비해 3배나 높아지는 경향을 보이고 있다.

3) 폐질환

- 흡연은 폐암 외 폐결핵, 폐렴, 독감, 기관지염, 폐기종, 천식, 만성기도장애와 같은 호흡기계 질환을 유발한다.
- 흡연자들은 폐기종, 만성기관지염 등으로 사망할 확률이 약 10배 정도 증가한다.

'흡연 다이어트'는 빈대 잡으려다 초가삼간 태우는 꼴

- 흡연은 인체의 신진대사를 활발하게 하고 기초대사량을 높이기 때문에 다이어트를 위해 담배를 피우는 여성과 청소년이 증가하고 있다.
- 흡연 다이어트를 할 경우, 빈혈이나 일산화탄소로 인한 피부노화를 불러올 수 있으며 구강위생에 좋지 않다.
- 임신부가 하루 한 갑 정도의 담배를 피우면 태아의 산소공급이 20% 이상 감소하고, 심장박동 속도와 혈압이 올라간다. 또한 혈관수축으로 인한 호흡에 지장을 줘 사산이나 자연유산의 원인이 될 수 있다.

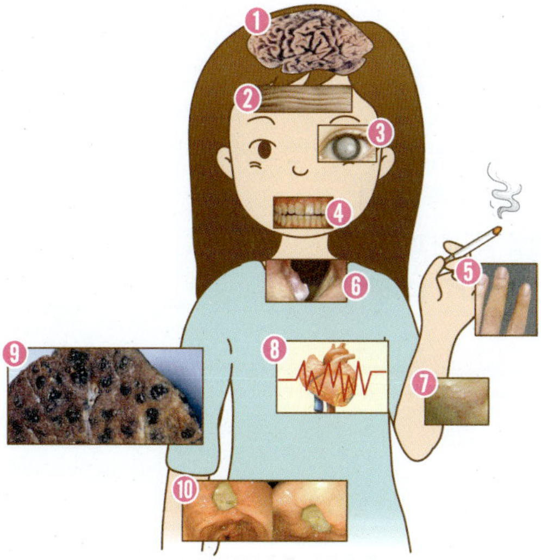

❶ 중독 : 담배의 니코틴은 헤로인과 같은 중독성이 있는 마약이다. 또한 뇌의 작용을 저하시킨다.

❷ 주름살 : 흡연은 혈액이 피부로 공급되는 것을 저하시킨다. 그 결과 피부는 주름이 늘고, 거칠어진다.

❸ 백내장 : 흡연의 양이 많으면 많을수록 백내장에 걸릴 확률이 높다. 백내장은 실명으로 이어질 수 있는 안구 질병이다. 과거의 흡연자들도 백내장에 걸릴 확률이 50%나 된다.

❹ 구강암 : 구강과 혀에 많이 생기는 암으로 주된 원인은 흡연이다. 흡연을 할 경우 침이 입 속의 세균들을 죽이는 것을 방해한다. 흡연은 치아를 변색시키고 입냄새를 나게 하며 젊은 사람에게도 잇몸 질환을 일으킨다.

❺ 피부에 미치는 영향 : 담배의 타르에 의해서 손가락은 노랗게 변하고 손톱에 때가 낀다.

❻ 후두암 : 후두암의 주된 원인은 흡연이다. 연기가 목을 통과하면서 발암성 화학물질들이 점막에 축적된다.

❼ 만성피부염 : 흡연자는 비흡연자에 비해서 만성피부염에 걸릴 확률이 2배나 높다. 만성피부염은 온몸에 붉은 반점이 생기는 질병이다.

❽ 심장질환 : 담배는 심장발작의 주된 원인으로 한 모금을 핀 1분 내에 심장박동이 빨라진다. 혈관 수축으로 인한 혈압 상승으로 심장에 부담이 증가한다.

❾ 폐질환 : 흡연자들은 폐암으로 죽을 확률이 20배가 더 높다. 하지만 폐암으로 이행되기 전에도 여러 질병에 걸릴 수 있다. 폐기종의 90%는 흡연이 원인이다.

❿ 위궤양 : 흡연자들에게는 소화성궤양이 더 잘 발생한다. 흡연자들에게 재발하는 경우가 많으며 치료가 잘 되지 않는다. 또한 만성위장질환을 일으킨다는 연구 결과가 계속 발표되고 있다.

그림 10-6 흡연이 인체에 미치는 영향

흡연 시 주의사항

- 성년까지는 절대 금연한다.
- 궐련의 반 이상은 피우지 말고 담배 연기는 깊게 들이마시지 않는다.
- 1일 5개비 이하로 개비 수를 줄인다.
- 니코틴, 타르 함량을 확인하고 선택한다.
- 풍부한 과일과 과즙을 자주 섭취한다.

Check List

흡연의존도 테스트

다음은 흡연의존도에 대한 자가진단표이다. 10개의 항목 중 0~3개는 건강(또는 만족)에 속하고, 4~6개는 위험(또는 중간)으로 흡연의존도가 중간 정도에 속하고 7~10개는 심각(또는 불만족)한 상태로 흡연의존도가 높다고 할 수 있다.

문항	질문	표시
1	담배를 줄이려고 하지만 뜻대로 되지 않는다.	
2	주변 사람들은 나를 골초라고 여긴다.	
3	담배 때문에 다른 사람과 감정을 상한 일이 있다.	
4	금연 장소에서도 담배를 참기 힘들다.	
5	술을 마실 때는 꼭 담배를 피운다.	
6	마음의 여유를 갖기 위해 담배를 피운다.	
7	담배가 떨어지면 불안해서 못 견딘다.	
8	담배를 피우면 각성이 되고 일을 잘하게 된다.	
9	마음이 불안하고 긴장될 때 담배를 피우게 된다.	
10	재떨이 위에 피우던 담배를 놓고도 그 사실을 모르고 또 담배에 불을 붙인다.	

출처 : http://www.kormedi.com

CHAPTER 11

카페인과 영양

1. 카페인이란? | 2. 카페인의 흡수와 이동 | 3. 카페인이 인체에 미치는 영향
4. 카페인중독증 | 5. 적당한 카페인 섭취량

C H A P T E R

11

카페인(caffeine)은 1820년쯤 커피콩과 잎, 구아라나 열매, 찻잎 등에서 발견되었다. 또한 카페인은 커피의 풍미를 좌우하는 성분으로 아라비카종이 1~1.7%, 로부스타종은 2~2.5% 정도 함유되어 있으며, 추출시간이 짧은 에스프레소가 카페인 함량이 적다. 카페인은 일시적으로 사람의 교감신경계를 자극하여 정신을 맑게 하고 기억력, 집중력, 지구력을 높인다.

1. 카페인이란?

카페인caffeine은 1820년경 커피콩과 잎, 구아라나 열매, 찻잎 등에서 발견되었으며, 커피, 홍차, 코코아, 콜라, 청량음료, 초콜릿, 진통제, 감기약, 각성제 등에 들어 있는 흥분제이다.

- 카페인은 60여 종의 식물의 잎, 씨, 열매 등에서 자연적으로 얻어지는 물질로 냄새가 없는 쓴맛을 가진 백색분말이다.
- 식물이 해충으로부터 자신을 보호하기 위해 분비하는 물질로 교감신경계를 자극하여 일시적으로 정신을 맑게 하고 기억력 · 집중력 · 지구력을 높인다.
- 중추신경계 흥분소재는 카페인, 테오필린theophylline, 테오브로민theobromine이다.
- 카페인은 복용량이 증가할수록 이뇨효과diuresis와 떨림themor효과가 증가한다.

2. 카페인의 흡수와 이동

카페인은 위장관에서 빠르게 흡수되며, 대사율은 90%에 달할 정도로 매우 높고, 소변으로 빠르게 배설되어 체내 축적은 거의 일어나지 않는다.

- 체내에서 대사되어 없어지는 속도는 간 효소계의 유전적 차이에 따라 다양하게 나타나는데, 이 효소는 카페인을 오랫동안 복용할수록 또는 흡연을 한 사람일수록 작용이 더욱 활발해지며 카페인에 대한 요구도가 증가되어 중독성이 나타날 수 있다.
- 영양소의 소화와 흡수를 위해 식후 2시간 이후에 카페인을 섭취하는 것이 좋다.
- 성인 여성의 반감기는 3~6시간인 반면 신생아의 반감기는 63~103시간이므로 모유 수유 시 카페인 섭취를 주의해야 한다.

궁 · 금 · 해 · 요 !

임신 중 카페인을 과잉 섭취하면?

***

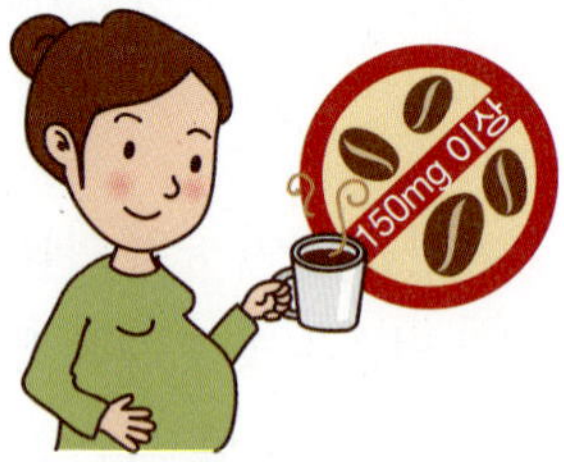

- 카페인은 생체막을 자유롭게 통과하므로 임신 중 과다하게 커피를 마신 경우 태아의 성장지연, 저체중아 출산 확률이 높아지며, 동물실험에서 태아의 기형을 초래한다는 보고가 있다.
- 임신부의 경우 하루 150mg 이상 카페인을 섭취하지 않도록 권고하고 있다.

임신 시 카페인 대사과정

***

카페인 대사 변경 → 혈중 고농도의 에스트로겐으로 인해 간 조직에 있는 카페인 분해효소 활성 감소 → 카페인 제거 속도 느려짐 → 태반혈관 수축 → 태아에게 산소와 영양소 공급 감소(태아 전달 시 카페인 분해효소 활성 미약) → 조산, 유산, 산과적 결함, 태아 성장부진, 신생아 건강불량 초래

3. 카페인이 인체에 미치는 영향

뇌세포가 활동하면 아데노신이 분비되고 아데노신 수용체가 이를 감지하여 피로감을 느끼고 졸음을 느끼게 된다. 이 상황에서 카페인을 섭취하면 아데노신 수용체에 카페인과 반응하여 피로감을 줄여준다. 적당한 카페인 섭취와 과다한 카페인 섭취 시 카페인이 인체에 미치는 영향은 표 11-1과 같다.

표 11-1 카페인이 인체에 미치는 영향

적당한 카페인 섭취	과다한 카페인 섭취
• 피로회복 효과 있음 • 근육활동능력이 증진됨 • 이뇨작용을 촉진함	• 뇌불면증, 불안감, 두통이 발생함 • 심박 수의 증가, 부정맥, 혈압이 상승함 • 혈중 콜레스테롤 농도가 증가함 • 위장장애, 급성간염이 발생함 • 대장설사가 발생함 • 뼈에서 칼슘흡수를 방해하여 골다공증이 발생함 • 눈이 침침하고 뿌옇게 보이며, 녹내장이 발생함 • 임신부의 경우 저체중아 출산 가능성이 높아짐

1) 뇌

- 카페인을 체중 1kg당 1~5mg 섭취하면 중추신경계의 신경전달물질인 카테콜아민catacholamine류의 생성과 분비를 촉진시켜 긴장감을 유지시켜주고 일에 대한 의욕을 증가시킨다. 또한 각성효과로 인하여 정신이 맑아지고 기운이 나는 피로회복의 효과가 있다.
- 예민한 사람의 경우, 중추신경계의 영향으로 손이나 근육이 떨리는 증상이 나타날 수 있다.

2) 심장

- 카페인 섭취가 없던 사람이 커피를 섭취할 경우 급격하게 혈압이 상승되어 심장수축력과 심박 수를 증가시킬 수 있으므로 혈압이 높은 사람은 커피를 삼가는 것이 좋다.
- 운동을 할 때 카페인을 섭취하면 급격한 혈압상승을 초래할 수 있으므로 삼가야 한다.

3) 소화기관

- 카페인은 위산의 분비를 촉진시키므로 위염이나 위궤양 증상이 있는 사람은 속쓰림을 유발할 수 있으며, 위궤양 증세를 악화시킬 수 있다. 또한 소장점막을 자극하여 설사를 유발할 수 있다.
- 카페인 섭취로 교감신경이 흥분하게 되면 소화력은 감소한다.

4) 뼈

- 카페인은 신장으로 많은 혈액을 보내 이뇨작용을 촉진하게 된다. 따라서 카페인 섭취 후 1~3시간 이내에는 소변의 칼슘 배설량이 증가한다.
- 하루 칼슘 섭취량이 권장량 이하인 폐경기 여성의 경우 하루 2~3잔의 커피 섭취는 골질량을 감소시켜 골다공증을 일으킬 수 있다.

4. 카페인중독증

1) 카페인중독증 진단

존스 홉킨스Johns Hopkins대학 실험실 연구에 의하면 다음 4개 증상 중 3가지 이상에 해당하면 카페인중독증이라 할 수 있다. 카페인의 민감도는 개인에 따라 차이가 있으나 하루 섭취량이 어린이 100mg, 청소년 200mg, 성인 300mg 이상이면 카페인중독증이 생길 수 있다.

카페인중독증

- 두통, 피로, 의욕상실 등의 카페인 금단현상이 나타난다.
- 위와 장에 궤양이 있음에도 불구하고 카페인을 섭취한다.
- 카페인을 끊고자 하는 노력이 계속 실패로 돌아간다.
- 커피에 대한 내성이 커져 커피 같은 카페인 음료를 많이 섭취하더라도 잠은 잘 잔다.

2) 카페인 금단증상

카페인 금단현상이 나타나더라도 커피나 콜라 등의 카페인 음료를 바로 줄일 필요는 없으며 디카페인 커피로 대체하거나 디카페인 커피와 일반 커피를 섞어 마시다가 차츰 일반 커피를 줄여나가도록 해야 한다.

5. 적당한 카페인 섭취량

- 카페인 치사량은 체중 1kg당 100~200mg, 커피로 약 10g 정도이다.
- 어린이의 경우, 체중 1kg당 80mg의 카페인 섭취로 구토, 복통, 근육경련, 눈부심, 심계항진, 의식장애 등의 증세가 나타날 수 있다.
- 성인의 경우, 체중 1kg당 150mg 이상이 되면 불면증, 두통, 신경과민증, 불안정, 이명증, 심계항진 등의 증세가 나타날 수 있으므로 하루에 커피 두세 잔, 차 네 잔, 콜라 여섯 잔 이상의 섭취는 바람직하지 않다.

음료와 약의 1회 제공량당 카페인 함량은 표 11-2와 같으며 고카페인 음료가 인체에 미치는 영향은 그림 11-1과 같다.

표 11-2 음료와 약의 1회 제공량당 카페인 함량

품목		1회 분량	카페인 함량(mg)
커피	인스턴트(자판기)	100mL	26
	드립	160mL	64
	디카페인 드립	160mL	2
	인스턴트 (네스카페 1봉)	180mL	47
차	녹차(티백 1개)	160mL	32
	홍차	240mL	32
	인스턴트 아이스티	160mL	5
콜라	콜라	250mL	20
	다이어트 콜라	250mL	30
	마운틴듀	250mL	40
	닥터페퍼	355mL	36
코코아 음료(인스턴트)		100mL	2
초콜릿(semisweeet chocolate)		32g	21
각성제		1회 분량	50~100
감기약		1회 분량	30

출처 : U. S. Food and Drug Administration and National Soft Drink Association

카페인 1일 최대권고량

식품의약품안전처는 1mL당 카페인 함량이 1.15mg 이상인 고카페인 음료에는 총카페인 함량, 고카페인 함유 표시, 어린이와 임신부에 대한 주의문구를 의무적으로 표시하도록 권고하였다.

우리나라 카페인 1일 최대 권고섭취량은 성인 1일 400mg 이하, 임신부 1일 300mg 이하, 어린이는 체중 1kg당 2.5mg 이하이다.

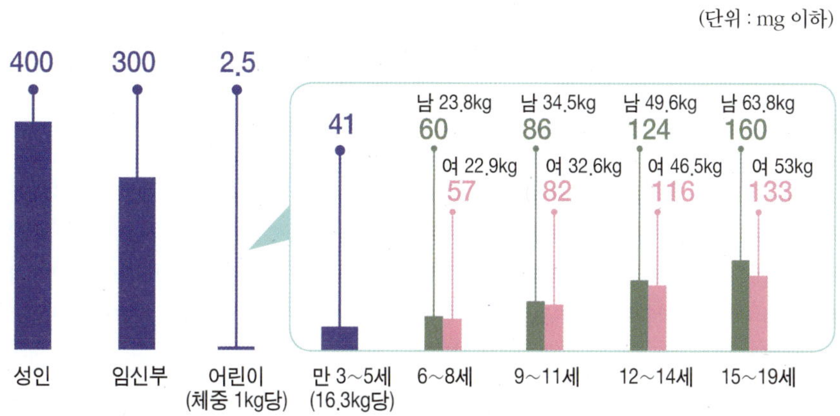

카페인 1일 최대 권고 섭취량

출처 : 한국영양학회

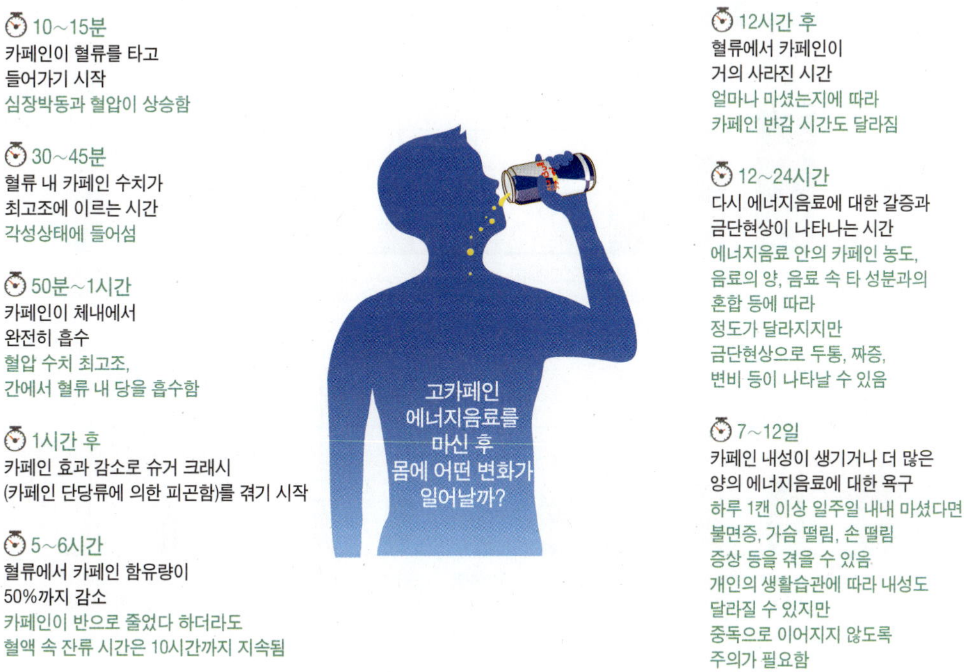

그림 11-1 고카페인 에너지음료가 인체에 미치는 영향

궁 · 금 · 해 · 요!

에너지음료의 카페인 함량

***

한국소비자원은 2016년 12월 15일 시중에 판매 중인 20개 고카페인 에너지음료의 카페인 함유량을 조사했다. 조사 결과 삼성제약의 야(YA)가 162mg(한 캔당)으로 카페인 함량이 가장 많았다. 이것은 캔커피(74mg)나 커피믹스(69mg)의 2배가 넘는 양으로, 몸무게 50kg의 청소년이 야(YA) 1캔을 마시면 하루 최대 카페인 섭취권고량(125mg)의 130%를 섭취한 셈이 된다. 캔커피나 커피믹스보다 많은 카페인을 함유한 에너지음료는 모두 5개 제품으로 케이포스파워에너지(심우) 98mg, 몬스터에너지(코카콜라음료) 93mg, 핫식스오리지널(롯데칠성음료) 59.9mg, 레드불에너지드링크(동서음료) 58.1mg 등이다.

또한 전체 20개 제품 중 11개 제품(55%)이 한 캔당 20g(당류 하루 최대 섭취권고량의 40%) 이상의 당류를 함유하고 있어 카페인과 함께 당류 섭취에도 주의를 기울여야 한다.

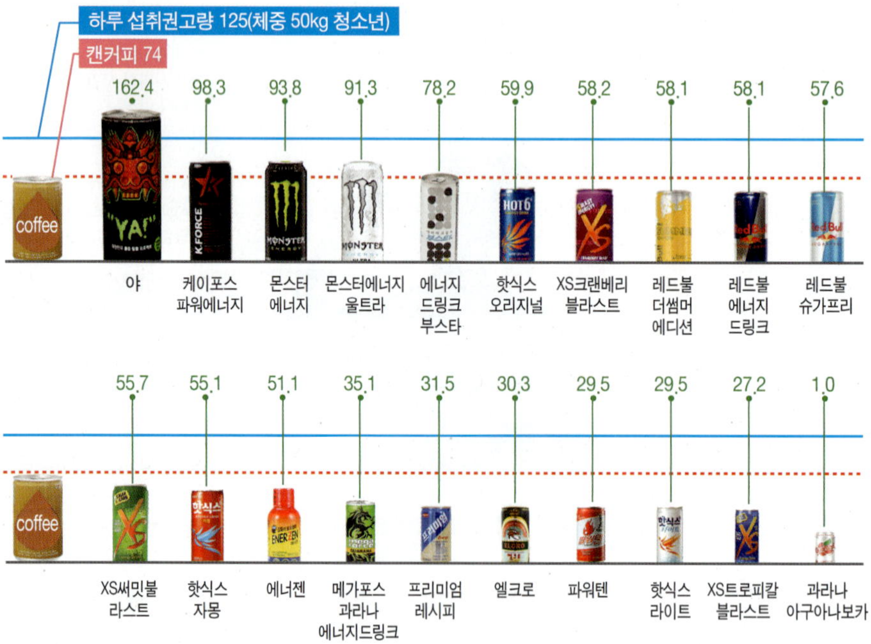

에너지음료의 카페인 함량

출처 : 한국소비자원, 시사저널

알아두기

에너지음료 섭취가이드

*** 약을 복용할 때는 에너지음료 섭취에 주의**

- 카페인이 함유된 진통제, 감기약과 함께 섭취하면 카페인을 과다 섭취할 우려가 있다.
- 천식, 만성기관지염 등에 사용되는 알부테롤, 클렌부테롤 등과 함께 섭취하면 중추신경계를 자극하여 부작용을 유발할 수 있다.
- 카페인은 칼슘배설량을 증가시키므로 골다공증 환자는 섭취에 주의해야 한다.
- 심장질환, 고혈압 환자는 혈압상승, 심박 수 증가 등이 발생할 수 있으므로 과다 섭취에 주의가 필요하다.

*** 술과 섞어 마시지 않기**

에너지음료와 함께 술을 마시면 실제보다 덜 취한 것처럼 느끼기 때문에 평소보다 더 많은 술을 마시게 된다.

*** 운동 전후 에너지음료 대신 물 마시기**

카페인이 함유된 음료는 이뇨작용으로 탈수를 일으킬 수 있으므로 운동으로 인해 부족한 수분은 물로 보충하는 것이 바람직하다.

*** 올바르게 에너지음료 마시기**

- 카페인 함량을 확인하고, 카페인이 함유된 식품의 개인별 섭취량을 고려하여 하루 최대 섭취 권고량 이하로 마셔야 한다.
- 영양 성분 표시(열량, 당류 등)를 확인하고 섭취량을 조절한다.
- 졸음이 오면 물을 마시거나 가벼운 스트레칭으로 해소한다.
- 숙면을 방해할 수 있으므로 늦은 저녁시간에는 섭취를 피한다.

출처 : 한국소비자원 보도자료(2016. 12. 15).

CHAPTER 12

피토케미컬

CHAPTER

12

피토케미컬(phytochemical)의 영양학적 의미는 식물성 식품에 들어 있는 건강에 유익한 다양한 생리활성물질이다. 즉, 피토케미컬이란 식물성을 의미하는 '피토'와 화학을 의미하는 '케미컬'의 합성어로 우리 몸을 위해 대신 싸워주는 생리활성물질을 가지고 있는 식물성 식품을 일컫는다.

피토케미컬이란phytochemical이란 식물성이라는 '피토'와 화학을 의미하는 '케미컬'의 합성어로 우리 몸을 위해 대신 싸워주는 생리활성물질을 가지고 있는 식물성 식품을 의미한다.

1. 피토케미컬의 역할

- 항산화작용
- 해독작용
- 면역증강작용
- 호르몬작용조절기능
- 항박테리아나 항바이러스작용

표 12-1 피토케미컬의 종류와 기능 및 함유식품

종류	기능 및 함유식품
카로티노이드 (Carotenoids)	항암효과, 당뇨합병증 예방, 노화지연, 면역증진 → 오렌지, 귤, 레몬, 당근 등
플라보노이드 (Flavonoids)	항암, 심장병 예방, 뇌졸중 예방 → 딸기, 키위, 포도주, 녹차, 오렌지 등
페놀 화합물 (Phenolic compounds)	심장병 예방 → 사과 등
이소플라본 (Isoflavone)	유방암 예방, 콜레스테롤 감소, 골다공증 예방 → 대두, 두부, 된장 등
인돌(Indoles)	유방암 예방 → 양배추, 콜리플라워 등
루테인	항암, 백내장 예방, 해독작용 → 케일, 시금치, 키위, 아욱 등
라이코핀	전립선암, 유방암 예방 → 토마토, 자몽, 수박 등
사포닌(Saponin) 등	면역증진작용 → 홍삼, 콩, 도라지, 더덕 등

2. 피토케미컬의 색깔

1) 레드 푸드(red food)

빨간색의 주요 생리적 기능은 체내 유해산소를 제거하는 일이다. 유해산소는 우리 몸의 세포를 손상시켜 질병을 유발시키거나 노화를 촉진시키는 해로운 물질이다. 그 대표적인 것이 카로티노이드의 한 종류인 라이코펜lycopene으로 이 생리활성물질은 여성들의 유방암 예방, 남성들의 전립선암 예방에 효과가 있는 것으로 잘 알려져 있다. 또 안토시아닌 성분은 아스피린보다 10배나 강한 소염효과가 탁월하며, 시력 향상, 콜레스테롤 저하, 당뇨조절에도 효과가 있는 것으로 밝혀졌다. 즉, 채소와 과일 속의 빨간색은 우리 몸의 유해물질을 청소하는 '활성산소 제거 청소부' 같은 역할을 한다.

표 12-2 레드 푸드의 생리활성물질

종류	기능	함유식품
라이코펜	전립선암 위험률 감소	토마토
엘리그산	• DNA 손상 감소 • 전립선암, 대장암 항암효과	석류, 딸기, 호두

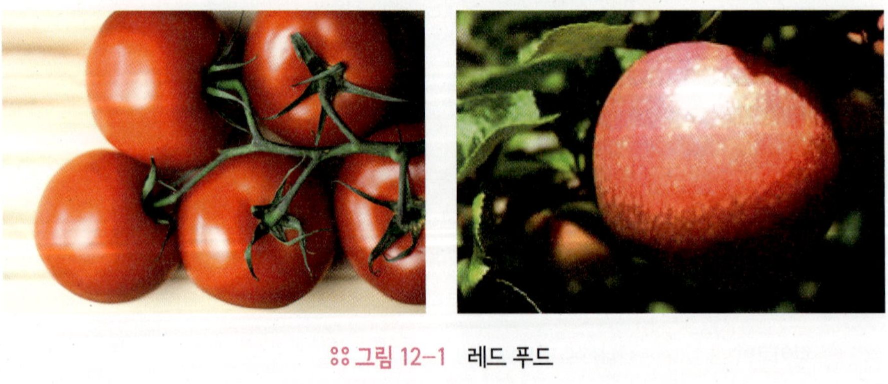

그림 12-1 레드 푸드

2) 옐로 푸드(yellow food)

노란색에 주로 들어 있는 카로티노이드는 가장 강력한 질병 예방 역할을 하는 것으로 알려져 있다. 주요 기능으로는 항산화, 항암, 뇌졸중, 심장병 예방, 정자 형성 등 다양한 질병 예방효과가 알려져 있다. 한 연구보고에 따르면 일일 한 잔의 오렌지주스 섭취는 최대 25%까지 심장발작 위험을 줄일 수 있는 것으로 보고하였다.

표 12-3 옐로 푸드의 생리활성물질

종류	기능	함유식품
α-카로틴	• 자유라디칼에 의한 DNA 손상 방지 • 아포토시스(apotosis) 방지	오렌지, 호박, 당근
β-카로틴	• 강력한 항산화제 • 자유라디칼 손상 방지	당근, 고구마, 단호박, 바나나, 망고
헤스페리틴	항산화효과, 만성질환 예방	레몬, 감귤류
β-크립토잔틴	류마티스관절염과 같은 면역계 질환 위험 감소	호박, 후추, 귤, 오렌지

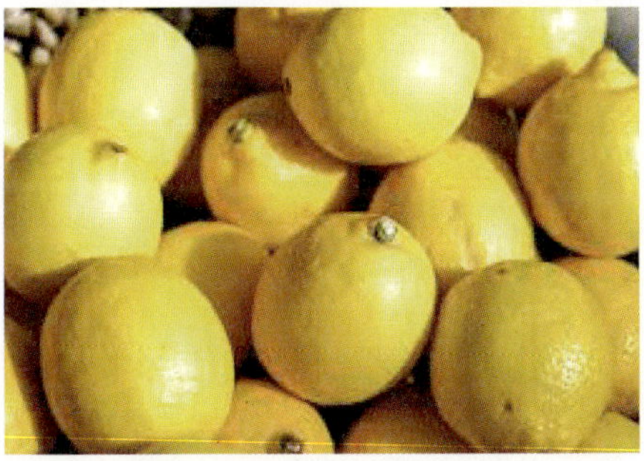

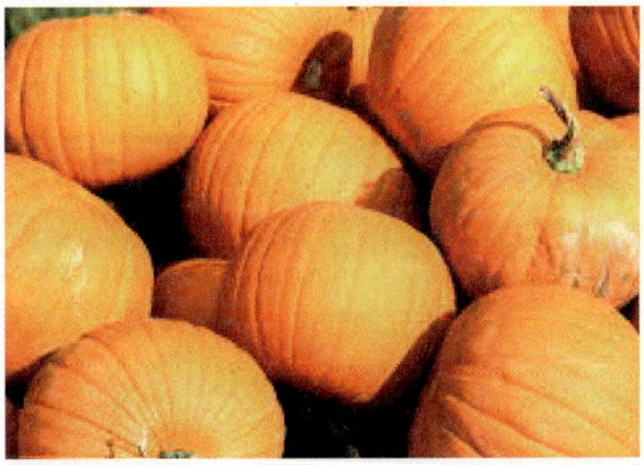

그림 12-2 옐로 푸드

3) 그린 푸드(green food)

초록색의 채소와 과일에는 루테인 성분과 인돌 성분이 들어 있어 간과 폐를 튼튼하게 해주고, DNA 손상을 막는 것으로 알려져 있다. 또한 초록색 속의 루테인 성분은 공해물질을 해독하는 효과가 탁월하고 백내장 예방 등 시각기능에도 효과가 있는 것으로 잘 알려져 있다.

표 12-4 그린 푸드의 생리활성물질

종류	기능	함유식품
에피갈로카테킨갈레이트 (EGCG, epigallocatechin-3-gallate)	• 알츠하이머의 신경손상 방지 • 암세포 증식 억제 • 류마티스관절염, 림프구성 백혈병에 효과	녹차, EGCG 제품
루테인(letein) 제아산틴(zeaxanthin)	• 시력 감퇴 위험 감소 • 시력 보호	녹색잎 채소
이소플라본 (isoflavones)	• 식물성 에스트로겐 • 항산화 활성 • 폐암 위험률 낮춰줌	대두, 두류 제품

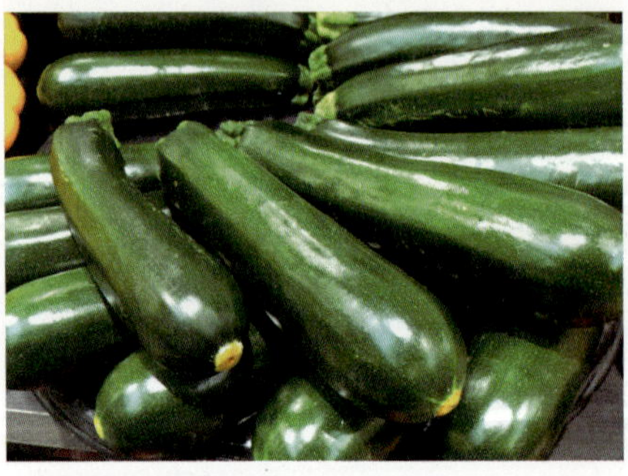
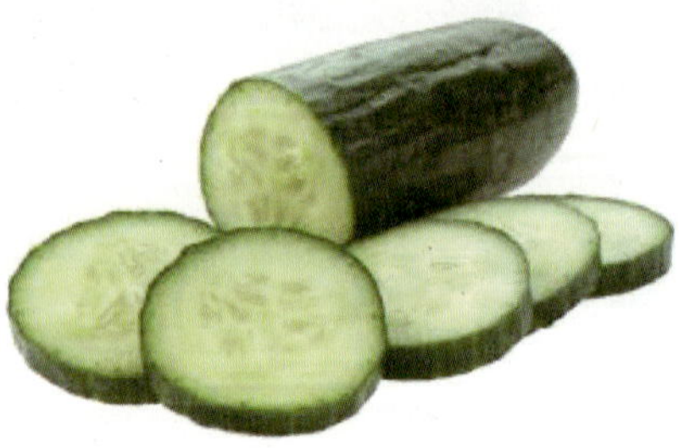

그림 12-3 그린 푸드

4) 블랙 푸드(black food)

보라색 식품을 포함한 검은색 식품을 블랙 푸드라 부른다. 블랙 푸드는 항암뿐만 아니라, 신장과 생식기에 좋은 것으로 알려져 있으며, 블랙 푸드 속의 안토시아닌 성분은 고혈압 예방, 심근경색, 뇌혈관장애 개선 등에 효과가 있다. 또한 시각기능 개선에도 도움이 되는 것으로 알려져 있다.

표 12-5 블랙 푸드의 생리활성물질

종류	기능	함유식품
안토시아닌(anthocyanins)	• 인지능력 향상 • 뇌손상 방지 • 우울증 감소	블루베리 등 베리류, 포도
레스베라트롤(resveratrol)	• 심장질환 효과 • 비만에 효과 • 노화 예방	포도, 코코아, 다크초콜릿, 땅콩

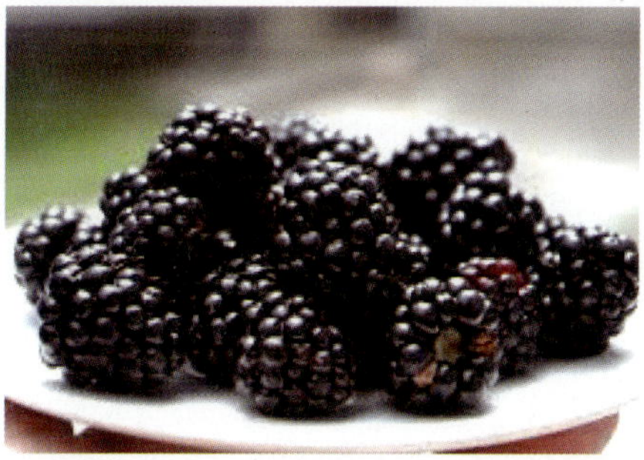
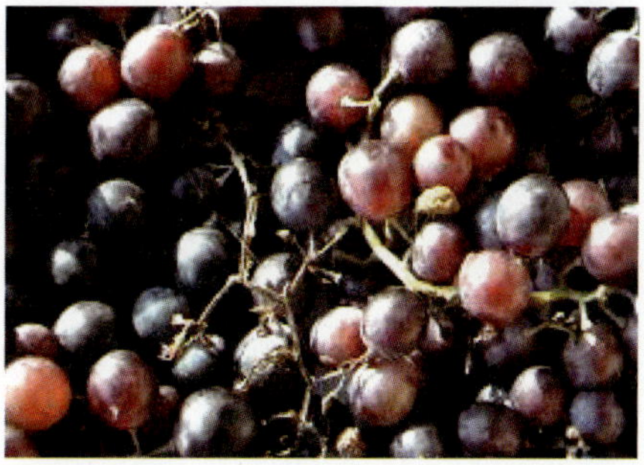

그림 12-4 블랙 푸드

5) 화이트 푸드(white food)

하얀색 식품은 뿌리식품이 많고 미색을 가진 식품들을 화이트 식품으로 분류하고 있다. 양파, 무, 배추, 마늘, 바나나 등과 같은 식품이 대표적인 식품이다. 이들 색소 식품은 체내 산화작용을 억제하며, 균과 바이러스에 대한 저항력을 높여 주어 유해물질로부터 우리 인체를 보호하는 작용을 하는 것으로 알려져 있다.

표 12-6 화이트 푸드의 생리활성물질

종류	기능	함유식품
알리신(allicin)	• 심장건강에 효과 • 콜레스테롤과 혈압 감소	마늘
퀘르세틴(quercetin)	• 항산화, 항돌연변이 효과 • 인지장애 질병 및 골밀도에 효과	사과, 양파

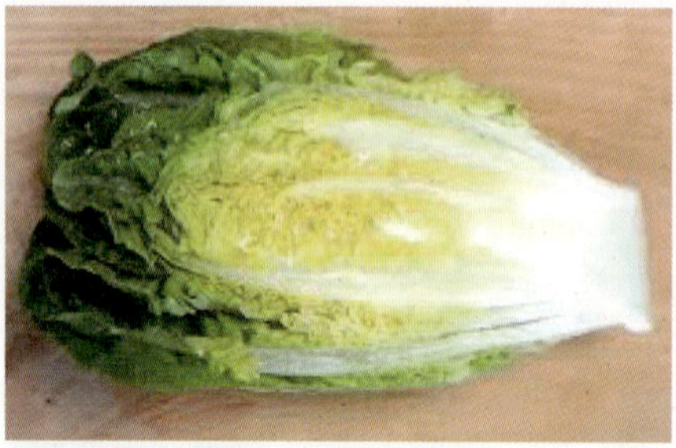

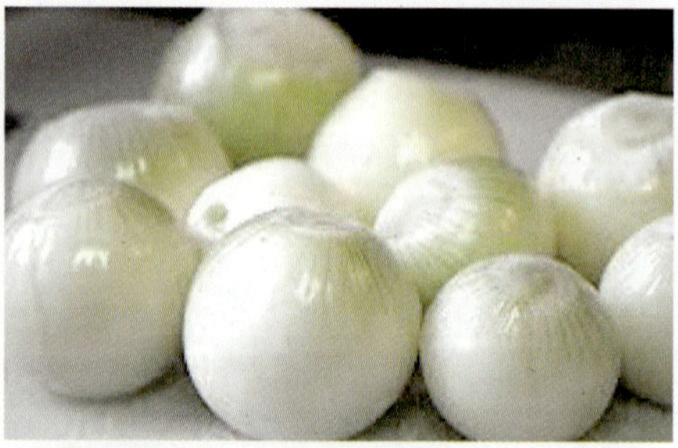

그림 12-5 화이트 푸드

표 12-7 피토케미컬의 다양한 색깔

색깔	채소와 과일
빨간색	토마토, 수박, 딸기, 체리 등
주황색	당근, 오렌지, 귤, 감, 복숭아, 호박고구마 등
초록색	깻잎, 브로콜리, 상추, 시금치, 아욱, 근대, 오리, 피망 등
흰색	무, 배, 배추, 양파 등
검은색(보라색)	가지, 포도, 자두, 포도주, 블루베리, 검은콩 등

표 12-8 피토케미컬을 주 성분으로 하는 식물 기반 고시형 건강기능식품 목록(2011년 6월 기준)

기능성 원료의 분류	원료	원재료	기능/지표 성분	기능성 내용
터핀류	인삼	인삼	진세노사이드 Rb1, Rg1	면역력 증진, 피로회복
	홍삼	인삼	진세노사이드 Rb1, Rg1	면역력 증진, 피로회복, 혈소판 응집 억제를 통한 혈액 흐름에 도움, 기억력 개선에 도움을 줄 수 있음
	엽록소 함유 식물	맥류(보리, 밀, 귀리) 약엽 또는 어린 이 싹 형성 전의 잎	총 페오포르바이드	피부건강에 도움, 항산화작용
	스피루리나	스피루리나속 조류	총엽록소	피부건강에 도움, 항산화작용, 혈중 콜레스테롤 수치 개선에 도움을 줄 수 있음
	클로렐라	클로렐라속 조류	총엽록소	피부건강에 도움, 항산화작용
페놀류	녹차추출물	녹차의 잎	카테킨	항산화작용
	알로에 전잎	알로에(2종)의 잎	무수바바로인	배변활동 원활
	프로폴리스 추출물	프로폴리스	총플라보노이드	항산화작용, 구강에서의 항균작용
	대두이소플라본	대두	대두이소플라본 비배당체	뼈 건강에 도움을 줄 수 있음
지방산 및 지질류	식물스테롤/에스테르	메타시토스테롤, 브라시카스테롤, 스티그마스테롤, 캄퍼스테롤의 혼합물	식물스테롤	콜레스테롤 개선
	옥타코사놀	미강, 사탕수수	옥타코사놀	지구력 증진
	가르시니아 캄보지아 추출물	가르시니아 캄보지아 열매껍질	총(-)-하이드록시시트릭산	탄수화물이 지방으로 합성되는 것을 억제하여 체지방 감소에 도움을 줌
	매실 추출물	매실	구연산	피로 개선
	루테인	마리골드의 꽃	루테인	노화로 인해 감소될 수 있는 황반색소 밀도를 유지하여 눈 건강에 도움을 줌
	헤마토코쿠스 추출물	헤마토코쿠스	아스타잔틴	눈의 피로도 개선에 도움을 줄 수 있음
	쏘팔메토 열매 추출물	쏘팔메토 열매	로르산	전립선 건강의 유지에 도움을 줄 수 있음

출처 : 한국영양학회(2011).

××××××××
4차 산업시대의
식 생 활
가 이 드
××××××××

CHAPTER 13

식품첨가물

1. 식품첨가물의 정의 | 2. 식품첨가물의 역할 | 3. 식품첨가물 구비요건
4. 식품첨가물의 안전성과 1일 섭취허용량 설정
5. 식품첨가물의 사용목적 및 용도에 따른 종류 | 6. 식품첨가물의 부작용

C H A P T E R

13

식품첨가물(food additives)은 식품을 제조 · 가공 또는 보존하는 과정에서 식품의 상품적 가치의 향상, 식욕증진, 보존성, 영양 강화 및 위생적 가치를 향상시킬 목적으로 식품 본래의 성분 외에 첨가하는 화학적 합성품을 말한다. 그러나 하루에 여러 가공식품을 섭취하게 되면 식품첨가물을 과잉 섭취할 수 있으며, 일생 동안 음식을 통하여 반복적으로 섭취할 수 있기 때문에 유해성이 누적되어 나타날 수 있다.

가공식품 생산의 증가로 식품의 색, 맛, 모양 등의 관능적인 특성 개선, 식품의 변질 방지, 식품의 품질 개량 및 유지, 영양가의 보강, 식품가공 보조를 통한 상품적 가치 향상을 목적으로 식품첨가물이 사용되고 있다. 식품첨가물은 법으로 사용이 허용된 종류, 사용 가능한 식품, 사용량 등이 정해져 있다.

1. 식품첨가물의 정의

식품첨가물food additives은 식품을 제조·가공 또는 보존하는 과정에서 식품의 상품적 가치의 향상, 식욕증진, 보존성, 영양 강화 및 위생적 가치를 향상시킬 목적으로 식품 본래의 성분 외에 첨가하는 화학적 합성품을 말한다.

식품위생법상의 식품첨가물의 정의(식품위생법 제2조)

식품첨가물이라 함은 '식품을 제조 · 가공 · 조리 또는 보존하는 과정에서 감미(甘味), 착색(着色), 표백(漂白) 또는 산화 방지 등을 목적으로 식품에 사용되는 물질을 말한다. 이 경우 기구(器具) · 용기 · 포장을 살균 · 소독하는 데 사용되어 간접적으로 식품으로 옮아갈 수 있는 물질을 포함한다.'라고 정의하고 있다.

출처 : 국가법령정보센터(http://www.law.go.kr).

따라서 식품첨가물은 일반적인 식품의 구성 성분이 아니며, 보편적으로 섭취하는 물질도 아니면서 식품의 제조·가공과정 중 기술적·영양적 효과를 얻기 위해 식품에 의도적으로 첨가하는 물질이다.

2. 식품첨가물의 역할

식품첨가물은 식품의 제조·가공과정에서 첨가하는 물질로 종류에 따라 맛과 향을 더 좋게 해주고 더 보기 좋게 만들며, 더 오래 보존할 수 있게 해주고 부족한 영양소를 보충해 준다그림 13-1. 과일향 사탕, 감칠맛 나는 라면, 붉은색의 햄, 부드러운 빵, 오래 보존할 수 있는 파인애플 통조림, 영양이 강화된 시리얼 등은 다양한 첨가물의 도움으로 만들 수 있다.

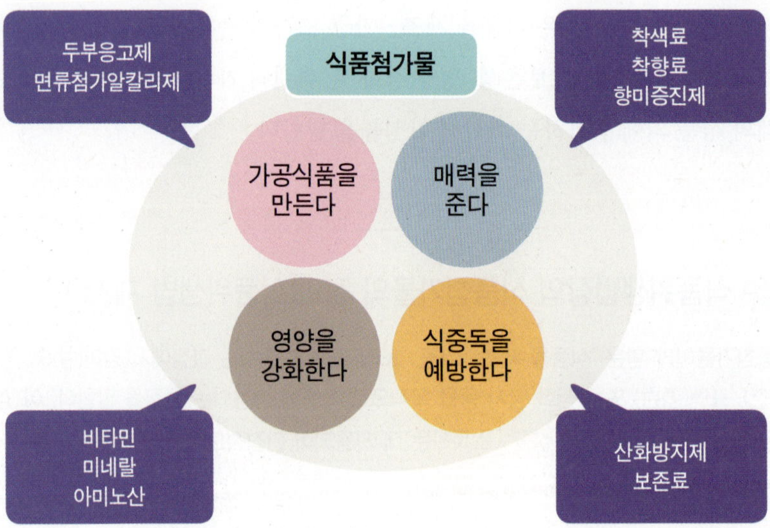

그림 13-1 식품첨가물의 역할

출처 : 식품의약품안전처.

식품첨가물의 유해성

- 한 가지 식품에서 섭취하는 첨가물의 양이 안전수준을 넘지 않는다 하더라도 하루에 여러 가지 가공식품을 섭취하게 되면 과잉 섭취할 수 있으며, 일생 동안 음식을 통해 섭취하기 때문에 유해성이 누적되어 나타날 수 있다.
- 따라서 식품을 선택할 때는 식품첨가물 표시를 반드시 확인하고 구입해야 한다.

3. 식품첨가물 구비요건

식품첨가물이 구비해야 하는 요건은 다음과 같다.

- 사용방법이 간편하고 미량으로도 목적에 충분한 효과가 있어야 한다.
- 안전성이 입증되고 인체에 유해한 영향을 미치지 않아야 한다.
- 물리적 · 화학적 변화에 안정적이어야 한다.
- 가격이 저렴해야 한다.

4. 식품첨가물의 안전성과 1일 섭취허용량 설정

식품첨가물은 여러 가지 실험을 거쳐 안정성을 확인한 물질만 식품첨가물로 허용되며 최소한의 원칙을 지켜 사용하도록 관리 · 감독하고 있으며그림 13-2, 국제식품첨가물전문가위원회, 미국 FCC, 일본 식품첨가물공정서 등과 국제적인 조화를 이루도록 허용하고 있다.

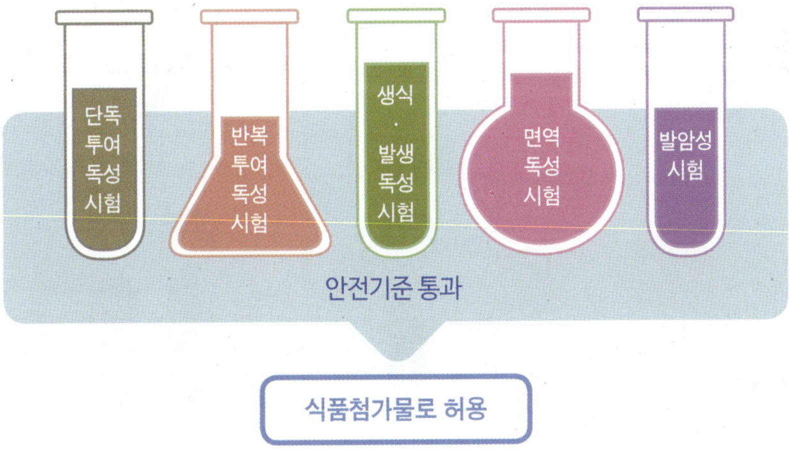

그림 13-2 식품첨가물 안정성 실험절차

출처 : https://www.foodsafetykorea.go.kr/portal/board/boardDetail.do

1) 식품첨가물의 섭취허용량 설정

- 최대무작용량NOEL, No Observed Effect Level은 식품첨가물이 마우스 등 동물실험에서 독성을 나타내지 않는 양, 즉 어떤 영향도 주지 않는 최대투여량을 말한다.
- 1일 섭취허용량ADI, Acceptable Daily Intake, mg/kg · 체중/일은 사람이 어떤 물질을 일생 동안 매일 먹어도 유해한 작용을 일으키지 않는 양을 말한다.
  - 체중 1kg당 1일 섭취허용량
  - JECFAFAO/WHO 합동식품첨가물전문가위원회에서 안전성 평가를 거쳐 설정
  - 최대무작용량을 구한 다음 종간 차이동물과 사람, 인간 내 차이사람과 사람를 고려하여 100분의 1 수준의 안전계수safety factor로 나누어 결정
- 안전계수safety factor는 동물과 사람 간의 민감도 차이 10배와 사람 개인 간의 민감도 차이 10배의 상승효과를 고려하여 주로 100으로 정한다.

일반적인 식품이나 식품첨가물의 섭취량은 무작용량의 범위 내에 있으며 식품첨

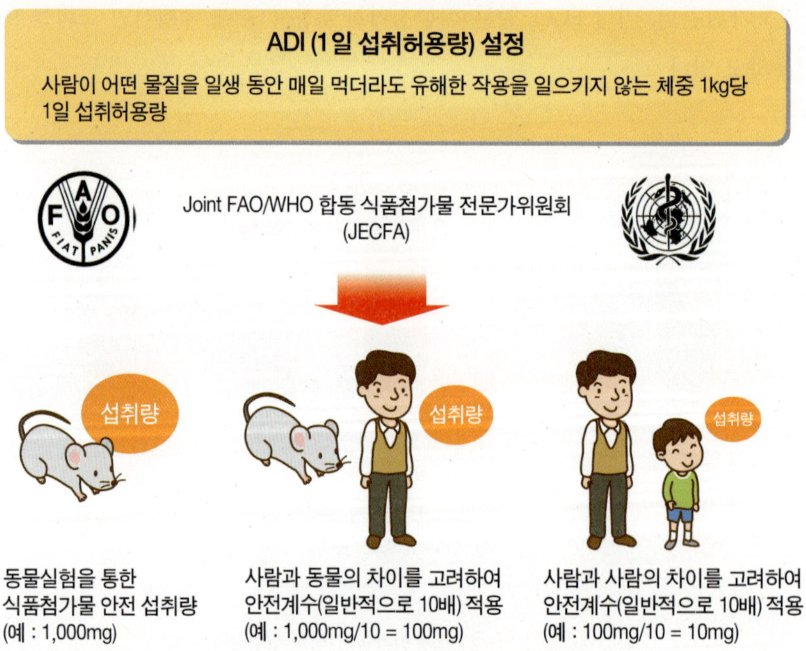
ADI (1일 섭취허용량) 설정
사람이 어떤 물질을 일생 동안 매일 먹더라도 유해한 작용을 일으키지 않는 체중 1kg당 1일 섭취허용량
Joint FAO/WHO 합동 식품첨가물 전문가위원회 (JECFA)
섭취량
섭취량
섭취량
동물실험을 통한 식품첨가물 안전 섭취량 (예 : 1,000mg)
사람과 동물의 차이를 고려하여 안전계수(일반적으로 10배) 적용 (예 : 1,000mg/10 = 100mg)
사람과 사람의 차이를 고려하여 안전계수(일반적으로 10배) 적용 (예 : 100mg/10 = 10mg)

그림 13-3 1일 섭취허용량 설정방법

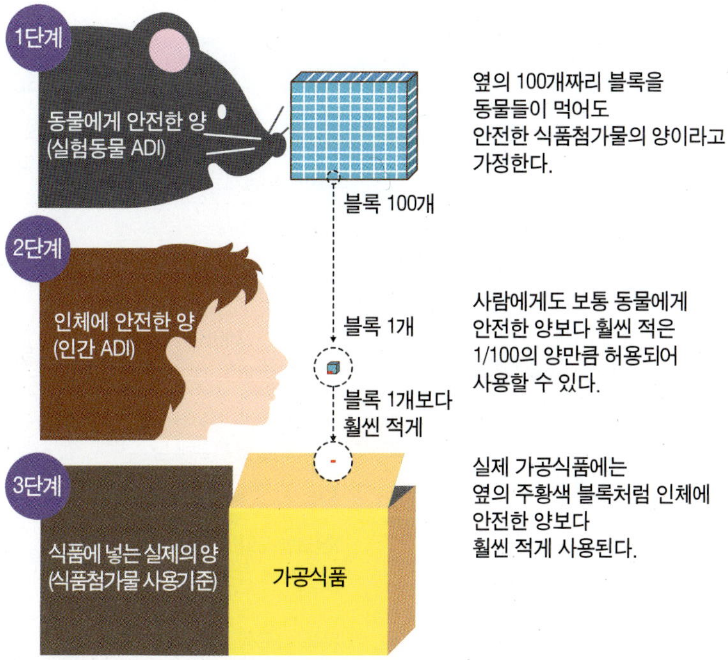

- 1단계 동물실험을 통해 동물들이 평생 먹어도 안전한 양을 알아내고
- 2단계 그 양의 100분의 1 수준을 1일 섭취허용량으로 설정한다. 그리고 다양한 식품을 통해 식품첨가물을 섭취하기 때문에
- 3단계 실제로 가공식품에는 1일 섭취허용량보다 훨씬 더 적은 양이 사용된다.

그림 13-4 1일 섭취허용기준을 설정하는 안심 3단계

가물에 대해서 1일 총섭취량, 즉 1일 섭취허용량이 무독성량의 1/100 이하가 되도록 사용기준이 정해져 있다.

5. 식품첨가물의 사용목적 및 용도에 따른 종류

식품첨가물의 사용목적을 명확히 하기 위하여 용도 중심31개 용도으로 분류체계가 개편되었고, 「식품첨가물의 기준 및 규격」식품의약품안전처 고시 제2016-32호이 2016년 4월 29일에 고시되었다. 개정사항을 국민에게 충분히 홍보하고, 산업체가 개정 규정을 준수하도록 준비하는 기간 등을 고려하여 2018년 1월 1일부터 시행하고 있다.

표 13-1 식품첨가물의 용도(31개 용도로 분류)

구분	용도	정의	종류	사용식품
1	감미료	식품에 단맛을 부여하는 식품첨가물	아스파탐, 사카린,나트륨, 감초 추출물, 자일리톨, 솔비톨, 스테비올배당체	아이스크림, 음료, 과자, 껌, 뻥튀기
2	고결방지제	식품의 입자 등이 서로 부착되어 고형화되는 것을 감소시키는 식품첨가물	이산화규소 스테아린산마그네슘	요거트, 비타민 제품
3	거품제거제	식품의 거품 생성을 방지하거나 감소시키는 식품첨가물	규소수지, 스테아린마그네슘 등	간장, 두부
4	껌기초제	적당한 점성과 탄력성을 갖는 비영양성의 씹는 물질로서 껌제조의 기초 원료가 되는 식품첨가물	에스테르검, 폴리부텐 등	껌, 자일리톨껌
5	밀가루계량제	밀가루나 반죽에 첨가되어 제빵 품질이나 색을 증진시키기 위해 사용되는 식품첨가물	과산화벤조일, 과황산암모늄 등	밀가루, 머핀
6	발색제	식품의 색을 안정화시키거나, 유지 또는 강화시키는 식품첨가물	아질산나트륨, 질산칼륨, 황산알루미늄칼륨(명반) 등	햄, 소시지
7	보존료	미생물에 의한 품질 저하를 방지하여 식품의 보존기간을 연장시키는 식품첨가물	소르빈산, 안식향산, 프로피온산, 디하이드로초산나트륨, 자몽종자 추출물 등	소시지, 햄, 어묵, 식초, 소스, 치즈
8	분사제	용기에서 식품을 방출시키는 식품첨가물	아산화질소, 일산화이질수, 산화이질소	스프레이 휘핑크림, 스프레이 식용유
9	산도조절제	식품의 산도 또는 알칼리도를 조절하는 식품첨가물	시트르산, 사과산, 염산, 수산화나트륨, 인산염 등	라면, 맛살, 어묵, 치즈, 과자
10	산화방지제	산화에 의한 식품의 품질 저하를 방지하는 식품첨가물	BHA, BHT, d-토코페롤(혼합형), d-α-토코페롤, 차 추출물, 차카테킨, 비타민 C 등	마요네즈, 풍선껌
11	살균제	식품표면의 미생물을 단시간 내에 사멸시키는 작용을 하는 식품첨가물	차아염소산나트륨, 이산화염소수, 오존수, 과산화수소 등	채소, 과일
12	습윤제	식품이 건조되는 것을 방지하는 식품첨가물	글리세린, D-소비톨폴리인산칼륨, 락티톨 등, 프로필렌글리콜	어묵, 소시지, 추잉껌, 푸딩, 캔디류, 다이어트상품
13	안정제	두 가지 또는 그 이상의 성분을 일정한 분산 형태로 유지시키는 식품첨가물	구아검, 잔탄검, 펙틴, 알긴산 프로필렌글리콜	아이스크림, 요거트, 초콜릿, 젤리, 푸딩, 치즈

구분	용도	정의	종류	사용식품
14	여과보조제	불순물 또는 미세한 입자를 흡착하여 제거하기 위해 사용하는 식품첨가물	벤토나이트, 활성탄규산마그네슘	식용유, 맥주, 소주, 간장, 식초, 민속주
15	영양강화제	식품의 영양학적 품질을 유지하기 위해 제조공정 중 손실된 영양소를 복원하거나, 영양소를 강화시키는 식품첨가물	비타민류, 아미노산류, 칼슘 등	콘프레이크, 우유
16	유화제	물과 기름이 섞이지 않는 두 가지 또는 그 이상의 상(phases)을 균질하게 섞어주거나 유지시키는 식품첨가물	글리세린지방산에스테르, 레시틴 등	마요네즈, 아이스크림, 치즈
17	이형제	식품의 형태를 유지하기 위해 원료가 용기에 붙는 것을 방지하여 분리하기 쉽도록 하는 식품첨가물	유동파라핀	밀가루, 빵
18	응고제	식품 성분을 결착 또는 응고시키거나, 과일 및 채소류의 조직을 단단하거나 바삭하게 유지시키는 식품첨가물	황산칼슘, 염화칼슘, 염화마그네슘	두부, 유부, 곤약
19	제조용제	식품의 제조·가공 시 촉매, 침전, 분해, 청징 등의 역할을 하는 식품첨가물	수산화나트륨, 염산, 황산 등	라면, 간장
20	젤형성제	젤을 형성하여 식품에 물성을 부여하는 식품첨가물	한천, 알긴산, 구아검, 글루코만난, 젤라틴	크림, 양갱, 잼, 젤리
21	증점제	식품의 점도를 증가시키는 식품첨가물	잔탄검, 펙틴, 젤라틴, 카리기난	발효유, 젤리, 푸딩, 땅콩버터
22	착색료	식품의 색을 부여하거나 복원시키는 식품첨가물	식용색소 적색 제2호, 식용색소 적색 제3호, 코티닐 추출색소, 치자적색소, 치자청색소, 치자황색소 등	아이스크림, 알사탕, 푸르츠칵테일
23	추출용제	유용한 성분 등을 추출하거나 용해시키는 식품첨가물	헥산, 이소프로필알코올 등	식용류, 건강기능식품
24	충전제	산화나 부패로부터 식품을 보호하기 위해 식품의 제조 시 포장용기에 의도적으로 주입시키는 식품첨가물	액화 질소	아이스크림, 주스, 커피, 청량음료

구분	용도	정의	종류	사용식품
25	팽창제	가스를 방출하여 반죽의 부피를 증가시키는 식품첨가물	황산알루미늄칼륨(명반), DL-주석산수소칼륨 등	빵, 머핀, 패이스트리
26	표백제	식품의 색을 제거하기 위해 사용하는 식품첨가물	아황산나트륨, 산성아황산나트륨, 무수아황산, 과산화수소 등	고사리, 도라지, 연근
27	표면처리제	식품의 표면을 매끄럽게 하거나 정돈하기 위해 사용되는 식품첨가물		건강기능식품, 비타민제, 껌
28	피막제	식품의 표면에 광택을 내거나 보호막을 형성하는 식품첨가물	몰포린지방산염, 초산비닐수지 등	과일, 채소
29	향료	식품에 특유의 향을 부여하거나 제조공정 중 손실된 식품 본래의 향을 보강하기 위해 사용되는 식품첨가물	바닐린, 락톤류, 개미산 등	바나나우유, 딸기우유, 과일음료
30	향미증진제	식품의 맛 또는 향미를 증진시키는 식품첨가물	L-글루타민산나트륨	라면, 과자, 맛살, 조미료, 냉동어묵
31	효소제	특정한 생화학 반응의 촉매작용을 하는 식품첨가물	아밀레이스, 프로테이스	간장, 된장, 전통주, 과일주스

출처 : https://www.foodsafetykorea.go.kr/portal/board/boardDetail.do

환경단체 '환경정의'가 발표한 '아이가 먹지 말아야 할 식품첨가물'

타르색소

- 석유에서 추출한 물질로 일부 타르색소는 인체에 간독성, 혈소판 감소증, 천식, 암 등을 유발한다는 연구 결과가 있다.
- 미국은 발암성을 이유로 적색 제2호의 섭취를 제한하였고, 유럽연합은 천식 유발물질로 황색 제4호를 제한하였으며, 황색 제5호는 동물실험에서 종양세포를 만든다고 보고하였다. 적색 제3호는 갑상선 종양 발생과 연관이 있으며, 적색 제40호는 쥐에서 암 발생이 보고되어 사용과 관련된 논란이 일고 있다.

안식향산나트륨

- 탄산음료 성분 중 하나로 DNA를 손상시켜 간경변이나 파킨슨병 같은 퇴행성 질병을 불러올 수 있다는 연구 결과가 발표되었고, 세계보건기구(WHO)에서 2000년에 안전하다는 결론을 내렸으나 안전에는 한계가 있다고 하였다.
- 음료의 부패를 막으려고 쓰는 안식향산나트륨을 과도하게 섭취하면, 눈의 점막 및 신생아 기형 유발, 두드러기 같은 피부염을 일으킬 수 있다.

아황산나트륨

- 식품에서 세균발육 억제, 갈변 방지, 밀가루 반죽의 품질개선, 표백작용을 위해 사용된다.
- 물에 녹으면 강한 산성을 띠게 되어 인체 내 식도를 훼손하고 위점막을 자극하여 통증을 일으키며, 신경성 만성기관지염, 천식 등을 유발한다.
- 1980년대 미국에서는 아황산 때문에 천식발작을 일으켜 사망하는 사고가 발생해 아황산나트륨이 표기되어 있지 않은 식품을 전량 회수했다.
- 아황산나트륨은 과일주스, 포도주, 잼, 물엿 등 다양한 제품을 통해 하므로 주의해야 한다.

아질산나트륨

- 식품이 선홍색을 띠게 할 목적으로 햄이나 소시지 같은 육류가공품에 많이 사용되며, 구토, 발한, 호흡곤란, 허탈의 부작용이 있다.
- 육류와 반응하면 '니트로소아민'이라는 화합물을 만들어 내는데, 이것은 발암물질일 뿐 아니라 양이 많으면 돌연변이, 출산장애 등을 일으킬 수 있다.

MSG(Monosodium glutamate)

- 'L-글루타민산나트륨'으로 표기되며 조미료로 사용된다.
- 1960년대 MSG를 과다 섭취하면 뇌신경세포를 상하게 한다는 동물실험 결과가 있었다.
- 민감한 사람의 경우, 두통, 메스꺼움, 허약, 팔뚝과 목덜미 부분에 타는 듯한 느낌이 있으며, 호흡곤란을 호소하는 사람도 있다.

출처 : 월간 헬스조선(2010).

6. 식품첨가물의 부작용

식품첨가물은 부작용이 나타날 수 있으므로 사용에 주의해야 하며 식품첨가물 표시를 꼭 확인하고 구매해야 한다표 13-2.

표 13-2 식품첨가물 섭취의 부작용

구분	식품첨가물	사용식품	부작용
방부제	소르빈산(소르빈산칼륨, 소르빈산칼슘), 안식향산(안식향산나트륨, 파라옥시안식향산)	수산가공품, 잼, 케첩, 채소절임, 각종 스낵류 등	신경계 영향, 간에 악영향(간경화, 간염에 위험), 발암성 등
화학조미류	L-글루타민산나트륨, 이노신산나트륨, 구아닐산나트륨	다시다, 맛나, 감치미, 맛소금, 레토르트류, 라면, 소스류	가슴 압박, 구토, 두통, 천식 등 알레르기 환자에게 질환 촉진 등
착색제 (타르색소)	적색 제2호, 황색 제4호, 황색 제5호, 적색 제40호, 청색 제1호, 청색 제2호 등	아이스크림, 과자류, 사탕류 등	간, 위, 콩팥 등의 장기장해, 발암성, 알레르기 유발(황색 제4호)
발색제	아질산나트륨	햄, 소시지, 어묵, 명란젓 등	헤모글로빈 빈혈증, 발암성
표백제	메타중아황산칼륨, 모수아황산, 산성아황산나트륨, 아황산나트륨, 차아황산나트륨	과자류, 껍질을 벗긴 채소류 등	기관지염, 천식, 알레르기 유발

바람직한 식품첨가물 섭취방안

- 여러 가지 식품을 골고루 적당히 먹자.
- 식품첨가물 표시를 꼭 확인하자.
- 식품첨가물의 역할을 바로 알자.
- 식품안전정보포털 '식품안전나라(https://www.foodsafetykorea.go.kr/main.do)'를 활용하자.

CHAPTER 14

식품표시제도

1. 식품 및 영양표시제도의 기능 | 2. 영양표시제도 | 3. 식품첨가물의 표시
4. 건강기능식품의 표시

CHAPTER

14

식품표시제도는 각종 식품에 관한 정보, 즉 원재료명, 내용량, 제조일자 및 유통기한, 영양 성분, 주의사항 등에 관한 정보를 제품의 포장이나 용기에 문자, 숫자, 도형을 사용하여 표기하도록 함으로써, 생산자는 소비자가 건전한 식생활을 할 수 있도록 정확한 구매정보를 제공하고 소비자는 자신이 필요한 식품을 선택하는 공정한 거래 확보를 통하여 소비자를 보호하는 제도이다.

식품표시제도는 식품생산자와 판매자에게 가격, 품질, 성능, 효력, 제조일자, 유효기간, 사용방법, 영양가치 등에 관한 각종 식품정보를 제품의 포장이나 용기에 문자, 숫자, 도형을 사용하여 표기하도록 하는 것이다.

1. 식품 및 영양표시제도의 기능

식품 및 영양표시제도의 기능은 다음과 같다.

- 소비자 보호수단이다.
- 소비자에 대한 영양교육 도구로서 활용된다.
- 건전한 식품의 생산을 유도하기 위한 수단이다.
- 식품산업의 국제화에 대처하기 위한 수단이다.

가공식품에 반드시 표시해야 하는 식품 및 영양표시는 그림 14-1과 같다.

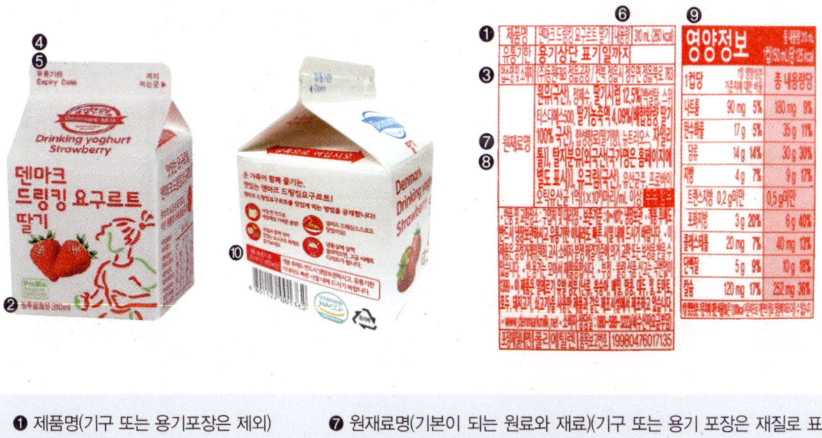

❶ 제품명(기구 또는 용기포장은 제외)
❷ 식품의 유형
❸ 업소명 및 소재지
❹ 제조연월일
❺ 유통기한 또는 품질유지기한
❻ 내용량(기구 또는 용기 포장은 제외)
❼ 원재료명(기본이 되는 원료와 재료)(기구 또는 용기 포장은 재질로 표시) 및 함량(원재료를 제품명 또는 제품명의 일부로 사용해야 하는 경우에 한함)
❽ 성분명 및 함량(성분표시를 하고자 하는 식품 및 성분명을 제품명 또는 제품명의 일부로 사용하는 경우에 한함)
❾ 영양정보(따로 정하는 식품)
❿ 기타 식품 등의 세부 표시기준에서 정하는 사항

그림 14-1 가공식품의 경우 반드시 표시해야 하는 사항들

2. 영양표시제도

식품의 수입과 수출이 증가하고 있는 시점에서 우리나라의 수입식품관리와 국제적인 교역증대를 위해서 1995년 1월부터 영양표시제도가 처음으로 시행되었다.

영양표시제도는 가공식품의 영양적 특성을 일정한 기준과 방법에 따라 표현하고 제품이 가진 영양적 특성을 소비자에게 전하여 자신의 건강에 좋은 제품을 선택할 수 있도록 돕는 제도이다. 영양표시를 해야 하는 식품은 빵류식빵, 케이크, 도넛 등, 과자류비스킷, 스낵 등, 캔디류, 빙과류, 초콜릿류, 잼류, 면류, 만두류, 레토르트 식품, 음료류, 유가공품, 식용 유지류, 영유아용 또는 특수의료용도 식품 등, 어육가공품어육소시지, 즉석섭취식품김밥, 햄버거, 샌드위치등, 커피볶은 커피, 인스턴트 커피는 제외, 장류한식메주, 재래한식메주, 한식된장, 청국장은 제외 등이 해당된다.

영양표시에 반드시 포함되어야 하는 영양소는 열량, 탄수화물, 당류, 단백질, 지방,

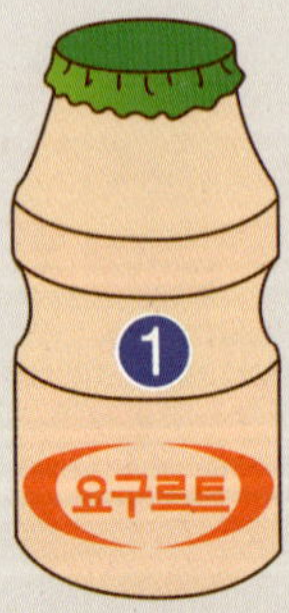

요구르트
내용량 90g(총 85kcal)

영양정보 ② 총 내용량 90g 85kcal

총 내용량당	1일 영양성분 기준치에 대한 비율
③ 나트륨 60mg	3%
탄수화물 14g	4%
당류 13g	13%
지방 1.7g	3%
트랜스지방 0g	
포화지방 1.0g	7%
콜레스테롤 5mg	2%
단백질 3.2g	6%

1일 영양성분 기준치에 대한 비율(%)은 2,000kcal 기준이므로 개인의 필요 열량에 따라 다를 수 있습니다.

❶단계 : 1회 제공량과 총열량을 확인한다.

❷단계 : 영양성분 표시단위를 확인하고 내가 실제로 먹은 양과 비교한다.

❸단계 : 관심 있는 영양소, 예를 들어 지방의 1일 영양성분 기준치에 대한 비율을 비교하여 낮은 제품을 선택한다.

그림 14-2 영양표시 읽는 방법

포화지방산, 트랜스지방산, 클레스테롤, 나트륨 등 총 9가지이다. 9가지 영양 성분은 비만, 당뇨, 고혈압 등 만성질환 발생과의 연관성으로 인해 특히 주의를 기울여야 하는 영양소이다.

영양표시를 읽는 방법은 크게 3단계로 나눌 수 있으며, 1단계에는 1회 제공량과 총 제공량을 확인하고 2단계에서는 열량을 확인하며 3단계에는 %영양소 기준치를 확인하는 것이다. 자세한 내용은 그림 14-2와 같다.

외식 영양표시 대상 식품과 표시 성분

- 제과 · 제빵류, 아이스크림류, 햄버거 및 피자를 주로 판매하고 동일한 명칭으로 전국에 100개 이상의 점포를 운영하는 휴게음식점, 일반음식점 및 제과점에서 조리 · 판매하는 식품은 영양표시를 하여야 한다.
- 표시하는 영양성분은 열량, 당류, 단백질, 포화지방산, 나트륨, 그 밖에 강조표시한 영양성분이다.

영양표시제도에는 일정한 양식에 영양성분의 함량을 표시하는 영양성분 정보와 특정 용어를 이용하여 제품의 영양적 특성을 강조하는 영양 강조 표시가 있다.

1) 영양성분표시

영양성분표시는 가공식품이 가진 영양성분의 양과 비율을 정해진 기준에 따라 표시한 것으로, 영양성분 함량과 1일 영양성분 기준치에 대한 비율을 이용하여 나의 건강에 도움이 되는 식품을 선택하거나 비교할 수 있다. 영양성분표시를 확인해야 하는 이유는 그림 14-3과 같다.

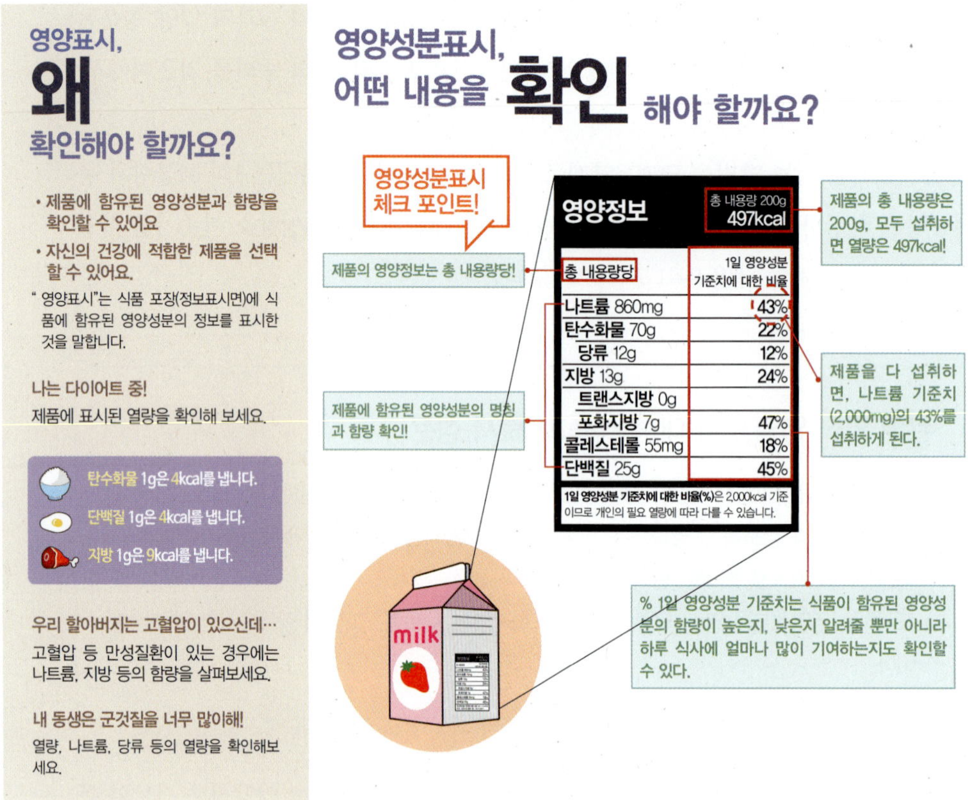

그림 14-3 영양성분표시 확인 이유

2) 영양강조표시

영양강조표시는 가공식품이 가진 영양성분의 양을 정해진 기준에 따라 특정 용어를 사용하여 강조표시한 것이다. 영양강조표시에는 영양성분 함량강조표시와 영양성분 비교강조표시가 있다.

- 영양성분 함량강조표시는 영양성분의 함유 사실 또는 함유 정도를 '무○○', '저○○', '고○○', '○○ 함유' 등과 같이 특정 영양성분의 함량을 강조하여 표시한다.
- 영양성분 비교강조표시는 영양성분의 함유 사실 또는 함유 정도를 '덜', '더', '강화', '첨가' 등과 같은 표현으로 같은 유형의 제품과 비교하여 표시한다.

표 14-1 영양성분 함량강조표시 세부기준

영양성분	강조표시	표시조건
열량	저	식품 100g당 40kcal 미만 또는 식품 100mL당 20kcal 미만일 때
	무	식품 100mL당 4kcal 미만일 때
나트륨	저	식품 100g당 120mg 미만일 때
	무	식품 100g당 5mg 미만일 때
당류	무	식품 100g당 또는 식품 100mL당 0.5g 미만일 때
지방	저	식품 100g당 3g 미만 또는 식품 100mL당 1.5g 미만일 때
	무	식품 100g당 또는 식품 100mL당 0.5g 미만일 때
트랜스지방산	저	식품 100g당 0.5g 미만일 때
포화지방산	저	식품 100g당 1.5g 미만 또는 식품 100mL당 0.75g 미만이고, 열량의 10% 미만일 때
	무	식품 100g당 0.1g 미만 또는 식품 100mL당 0.1g 미만일 때

영양성분	강조표시	표시조건
콜레스테롤	저	식품 100g당 20mg 미만 또는 식품 100mL당 10mg 미만이고, 포화지방이 식품 100g당 1.5g 미만 또는 식품 100mL당 0.75g 미만이며, 포화지방이 열량의 10% 미만일 때
	무	식품 100g당 5mg 미만 또는 식품 100mL당 5mg 미만이고, 포화지방이 식품 100g당 1.5g 또는 식품 100mL당 0.75g 미만이며, 포화지방이 열량의 10% 미만일 때
식이섬유	함유 또는 급원	식품 100g당 3g 이상, 식품 100kcal당 1.5g 이상일 때 또는 1회 섭취 참고량당 1일 영양성분 기준치의 10% 이상일 때
	고 또는 풍부	함유 또는 급원기준의 2배
단백질	함유 또는 급원	식품 100g당 1일 영양성분 기준치의 10% 이상, 식품 100mL당 1일 영양성분 기준치의 5% 이상, 식품 100Kcal당 1일 영양성분 기준치의 5% 이상일 때 또는 1회 섭취참고량당 1일 영양성분 기준치의 10% 이상일 때
	고 또는 풍부	함유 또는 급원기준의 2배
트랜스지방 포화지방	함유 또는 급원	식품 100g당 1일 영양성분 기준치의 15% 이상, 식품 100mL당 1일 영양성분 기준치의 7.5% 이상, 식품 100kcal당 1일 영양성분 기준치의 5% 이상일 때 또는 1회 섭취참고량당 1일 영양성분 기준치의 15% 이상일 때
	고 또는 풍부	함유 또는 급원기준의 2배

3. 식품첨가물의 표시

식품 제조·가공에 사용한 첨가물은 모두 식품포장지의 겉면에 표기하여야 하며, 특히 합성보존료, 합성감미료, 합성착색료, 산화방지제 등은 식품첨가물의 명칭과 용도를 함께 표기하여야 한다.

2006년 9월 8일 이전에는 대표적인 5가지만 의무표기하였으나 현재는 식품에 사용되는 모든 첨가물을 표기하도록 바뀌었다. 착향료처럼 많은 성분을 혼합하여 사용하는 경우 '합성착향료(ㅇㅇ향)'로 표기한다. 식품첨가물의 표시는 그림 14-4와 같다.

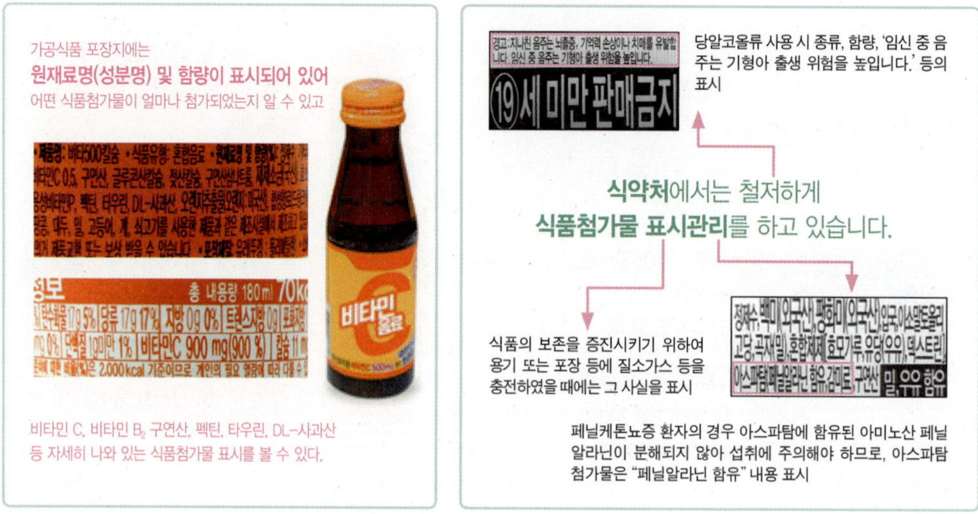
가공식품 포장지에는
원재료명(성분명) 및 함량이 표시되어 있어
어떤 식품첨가물이 얼마나 첨가되었는지 알 수 있고
총 내용량 180ml
비타민 C, 비타민 B2 구연산, 펙틴, 타우린, DL-사과산
등 자세히 나와 있는 식품첨가물 표시를 볼 수 있다.
경고: 지나친 음주는 뇌졸중, 기억력 손상이나 치매를 유발합니다. 임신 중 음주는 기형아 출생 위험을 높입니다.
⑲세 미만 판매금지
당알코올류 사용 시 종류, 함량, '임신 중 음주는 기형아 출생 위험을 높입니다.' 등의 표시
식약처에서는 철저하게
식품첨가물 표시관리를 하고 있습니다.
식품의 보존을 증진시키기 위하여 용기 또는 포장 등에 질소가스 등을 충전하였을 때에는 그 사실을 표시
밀, 우유 함유
페닐케톤뇨증 환자의 경우 아스파탐에 함유된 아미노산 페닐알라닌이 분해되지 않아 섭취에 주의해야 하므로, 아스파탐 첨가물은 "페닐알라닌 함유" 내용 표시

그림 14-4 식품첨가물의 표시

4. 건강기능식품의 표시

코덱스CODEX : 국제식품규격위원회에서는 기능성표시를 영양소 기능표시, 질병발생위험감소기능표시, 기타 기능표시 세 종류로 기능성표시를 제안하고 있다.

1) 영양소 기능표시

영양소 기능표시nutrient function claim는 인체의 성장, 발달 및 기능에 관한 생리적 역할을 표시하고자 하는 경우에 사용한다.

2) 질병발생위험 감소기능표시

질병발생위험 감소기능표시reduction of disease risk claim는 식사를 통한 식품의 섭취가 질병의 발생 또는 건강상태의 위험 감소와 관련한 표시를 할 수 있다.

3) 기타 기능표시

기타 기능표시other function claim는 인체의 정상기능과 생물학적 활동에 특별한 건강상 도움과 기능의 개선, 건강의 조정 또는 유지를 돕는 유익한 효과에 관하여 표시할 수 있다예 : 면역력 증진에 도움.

건강기능성식품의 표시내용으로는 의무표시와 금지표시사항이 있다.

(1) 의무표시사항

의무표시사항은 다음과 같다.

- 건강기능식품이라는 표현과 건강기능식품을 나타내는 도안그림 : 주표시면에 15mm 이상의 크기로 표시
- 영양성분 명칭 및 함량, 영양소 권장량에 대한 비율
- 섭취량 및 섭취방법, 섭취 시 주의사항
- 유통기한 및 보관방법
- 질병치료를 위한 의약품이 아니라는 표현

(2) 금지표시사항

금지표시사항은 다음과 같다.

- 질병치료에 효능과 효과를 나타내는 내용 및 의약품으로 혼동할 우려가 있는 내용의 표시나 광고
- 사실이 아닌 허위 또는 과장된 내용의 표시나 광고
- 소비자가 오인 · 혼동할 수 있는 내용의 표시 또는 광고
- 사전에 심의되지 않은 내용과 심의 결정된 내용과 다르게 표현하는 내용의 표시나 광고

(3) 기타 표시사항

건강기능식품의 경우 해당 제품의 기능성을 나타내는 주원료를 먼저 표시하고 그 다음의 원료는 많이 사용한 순서대로 표시해야 한다.

우수건강기능식품 제조기준(GMP) 적용 지정업소의 경우 제품에 'GMP 적용업소'라는 문구 또는 우수건강기능식 제조기준(GMP) 적용지정업소를 나타내는 표시를 할 수 있다그림 14-5.

건강기능식품

식품의약품안전처에 신고된 건강기능식품에만 제품 포장에 '건강기능식품'이라는 문구와 마크가 표기되어 있다.

우수건강기능식품 제조기준

우수건강기능식품 제조기준(GMP) 적용업소의 제품에는 GMP 마크가 표시되어 있다.

*GMP : 원료의 구입부터 완제품 출하까지 모든 공정관리를 표준화한 작업장에서 제조한 제품에 표시

그림 14-5 건강기능식품 마크

건강기능식품 먹다 탈나면 '제품에 사례표시'… 12월부터 시행

2018년 12월부터 건강기능식품을 먹다가 인체에 해가 되는 사례가 발생하면 제조업자는 이상 사례를 포장지에 표시해야 한다. 식품의약품안전처에 따르면 소비자 건강을 보호하기 위해 건강기능식품 '이상 사례 표시명령제'를 전면 시행하기로 하였으며, 중대한 이상 사례가 생긴 건강기능식품은 해당 제조업자에게 포장지 등의 '섭취 시 주의사항'을 변경 · 추가하도록 명할 수 있게 되었다.

현재도 건강기능식품을 먹고 부작용이 발생하면 섭취 시 주의사항을 제품 포장지에 표시하도록 하고 있으나 「건강기능식품법 시행령」 또는 시행규칙을 개정해야 하는 등 절차가 변경보다 복잡하고 오래 소요되었다. 이러한 이유로 소비자에게 주의사항을 제때 알리지 못한 한계가 있었다. 또한 2017년 매출액이 20억 원을 넘는 제조업체의 경우 반드시 우수건강기능식품 제조기준(GMP)을 의무적으로 따르도록 하였다.

한편, 국회 보건복지위원회 국정감사 자료를 보면 최근 5년간 건강기능식품으로 인한 이상 사례 신고 건수는 4,091건으로 나타났다. 이상 사례를 증상별로 보면, 위장 관련 증상이 1,326건(32.4%)으로 가장 많았고, 피부 증상 780건(19.1%), 기타 증상 502건(12.3%), 뇌신경/정신 관련 증상 165건(4.0%), 간 · 신장 · 비뇨기 증상 128건(3.1%) 등의 순이었다.

출처 : 이데일리(강신우 기자, 2018. 7. 8)

http://www.edaily.co.kr/news/news_detail.asp?newsId=01295606619272552&mediaCodeNo=257&OutLnkChk=Y

CHAPTER 15

로컬푸드

C H A P T E R

15

로컬푸드는 소비지로부터 반경 50km 이내에서 재배된 농·수·축산식품으로 지역의 정서, 문화, 역사가 반영되어 있는 먹을거리이다. 로컬푸드는 생산지로부터 소비지까지 이동하는 물리적 거리를 줄이고 얼굴 있는 생산자와 소비자가 서로 관계를 맺고 밥상의 안전과 지속가능한 생산 및 소비의 선순환시스템을 만들게 한다.

로컬푸드는 소비자로부터 일정한 거리반경 50km 이내에서 재배된 농 · 수 · 축산식품으로 지역의 정서, 문화, 역사가 반영되어 있는 먹을거리이다.

1. 로컬푸드 운동

특정지역의 농민들이 생산한 농 · 수 · 축산식품을 가능한 일정한 거리 내에서 소비하도록 촉진하는 활동으로 지역의 식재료로컬푸드를 사용하도록 장려하여 지역의 자립과 지역의 힘을 회복하는 운동이다.

- 먹을거리가 생산지로부터 소비지까지 이동하는 물리적 거리를 줄이는 것이다.
- 생산자와 소비자의 관계도 익명성에서 벗어나 사회적 거리를 좁힘으로써 식품안전과 가격안정을 보장받자는 것이다.
- 얼굴 있는 생산자와 얼굴 있는 소비자가 서로 관계를 맺고 밥상의 안전을 지키며 지속 가능한 생산과 소비의 선순환 시스템을 확보할 수 있다.
- 친환경 농업에 의한 영농의 지속과 생물 다양성이 유지되고 먹을거리의 이동거리를 축소할 수 있다.
- 우리나라에서도 생활협동조합, 농산물 직거래, 농민 장터, 지역급식운동 등의 형식으로 운영되어 고용창출과 지역자원의 활용을 촉진하고 있다.

궁 · 금 · 해 · 요!

푸드 마일리지

***

- 농산물이 생산지에서 가정의 식탁까지 옮겨지는 이동거리
- 수송되는 식품의 수송거리(km)에 식품의 수송량(ton)을 곱한 값으로 이동되는 식품의 양이 많으며 수송거리가 길수록 증가

푸드 마일리지(food mileage)는 영국의 환경 운동가 팀랭(Tim Lang)이 1994년 창안한 것

으로 식품이 생산 · 운반 · 소비되는 전 과정에서 발생하는 환경부담을 수식으로 계산한 개념이며, 프랑스 등 일부 국가에서는 환경지표로 사용하고 있다. 2010년 우리나라 1인당 푸드 마일리지는 7,085t · km/인으로 프랑스의 약 10배 수준으로 나타났으며, 일본, 영국, 프랑스 중 가장 높다. 그만큼 우리나라는 수입식품의 의존도가 높다. 일본의 경우 레스토랑 또는 마트의 상품에 푸드 마일리지 값을 표기하는 '푸드 마일리지 캠페인'을 2005년부터 시행 중이다.

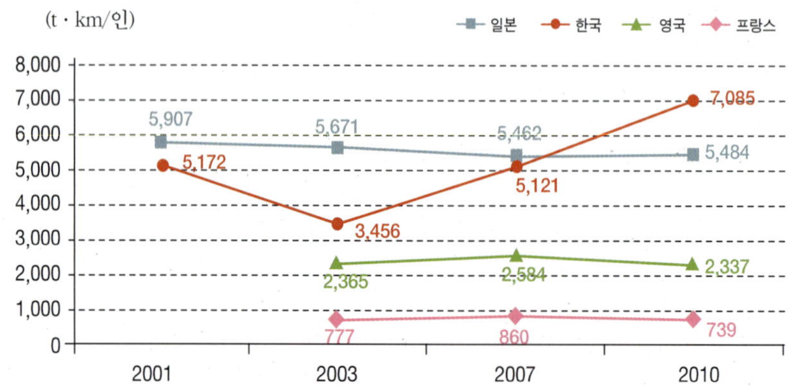

연도별 국가별 1인당 푸드 마일리지

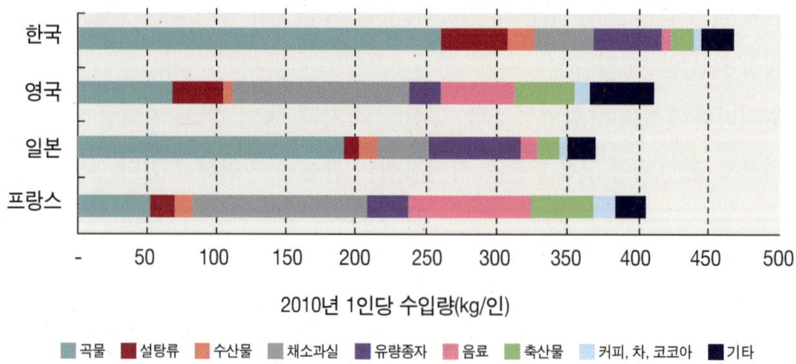

국내 1인당 식료품 수입량

푸드 마일리지는 우리가 비행기를 타고 멀리 여행할수록 마일리지가 많이 쌓이듯, 식품도 우리나라를 기준으로 멀리 떨어진 나라에서 온 식품일수록 마일리지가 많아진다. 푸드 마일리지가 높다는 것은 더 멀리, 더 오랜 기간 동안 농산물을 운반했다는 뜻이고, 수송수단인

트럭, 선반, 비행기 운반으로 이산화탄소의 배출량을 늘려 지구온난화를 가속시키고, 음식의 신선도가 떨어진다는 것이다. 우리나라의 식품 수입에 의한 1인당 이산화탄소 배출량도 142kgCO_2/인으로 일본, 영국, 프랑스 등 조사대상국 중 1위이다.

수송수단별 이산화탄소 배출 계수

교통수단	톤, kg당 이산화탄소 배출량(kg)	교통수단	톤, kg당 이산화탄소 배출량(kg)
철도	0.02	자동차	0.35
선박	0.04	항공기	1.51

이산화탄소 배출량(g) = 거리(km) × 중량(t) × 수송수단별 이산화탄소 배출계수(g/km · t)
= 푸드 마일리지(km · t) × 수송수단별 이산화탄소 배출계수(g/km · t)

풀어보기 밀가루 420g의 푸드 마일리지와 이산화탄소 배출량 계산하기

항목	미국산	안동산
거리(km)	9,122	361
푸드 마일리지(tkm)	(1)	(2)
수송수단	선박	철도
온실가스 배출량(kg)	(3)	(4)

푸드 마일리지(tkm) : (1) 9,122km × 0.00042t = 3.83tkm
(2) 361km × 0.00042t = 0.15tkm
온실가스 배출량(kg) : (3) 3.83tkm × 0.04 = 0.15kg
(4) 0.15tkm × 0.02 = 0.003kg

* 푸드 마일리지의 중량 단위가 t(톤)이므로 g을 t(톤)으로 환산해서 계산해야 됨
(420g = 0.42kg = 0.00042t)

2. 로컬푸드의 특징

로컬푸드는 다음과 같은 특징이 있다.

- 농식품의 생산자와 생산과정을 알 수 있는 먹을거리이다.
- 식품의 수송거리가 짧아져 사람과 환경에 좋다.
- 지속 가능한 영농에 기여한다.
- 기후 변화를 막고 환경보존에 이바지한다.
- 소비자들의 욕구를 잘 충족시킬 수 있다.
- 지역경제를 돕고 식량자급률을 높인다.

3. 로컬푸드와 글로벌푸드

로컬푸드와 글로벌푸드의 생산자, 소비자, 환경 측면의 비교는 **표 15-1**과 같다.

표 15-1 로컬푸드와 글로벌푸드의 비교

구분	로컬푸드	글로벌푸드
생산자 측면	• 판매이윤의 증가로 농민의 소득증대 • 생산자와 소비자 간 소통과 거래활성화로 지속적인 영농 가능 • 농경지를 효율적으로 활용	• 전통적 영농기반 파괴 • 농업의 생물 다양성 악화 • 농민소득 감소
소비자 측면	• 신선하고 안전한 먹거리 획득 • 생산자 확인으로 신뢰 확보 • 지역생산자의 소득 증가로 먹거리 품질 향상	• 지역농산물을 구입할 기회의 감소 • 방부제 처리로 인하여 건강에 부정적 영향을 줄 수 있음
환경 측면	• 친환경 농업으로 지속성 및 생물 다양성 유지 • 식품의 이동거리 감소로 이산화탄소 배출량 감소	• 다량의 농약 사용으로 환경 파괴 • 단작으로 인한 생태계의 교란

4. 로컬푸드운동 사례

1) 한국

- 신토불이身土不二운동
- 토양과 환경이 다른 지역에서 생산된 음식은 몸에 해를 끼친다는 뜻
- 2008년 전북 완주군이 국내 최초로 로컬푸드운동을 정책적으로 도입

전북 완주 로컬푸드, 세계가 인정했다

사업 시작 10년 만에 밀라노협약상 특별상 아시아 최초로 수상

전북 완주의 '로컬푸드(local food)'가 사업 시작 10년 만에 세계에서 인정받았다. 완주군은 이스라엘 텔아비브에서 열린 2018 밀라노 도시 먹거리 정책협약(MUFPP) 연례회의의 먹거리 정책 우수도시 시상식에서 아시아 최초로 완주군이 밀라노협약상 특별상을 수상했다.

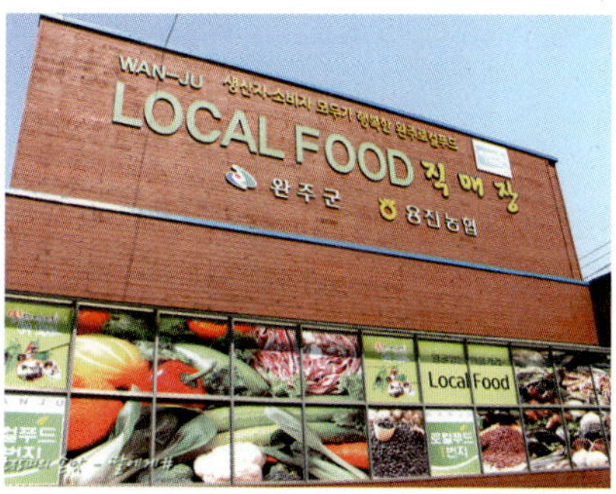

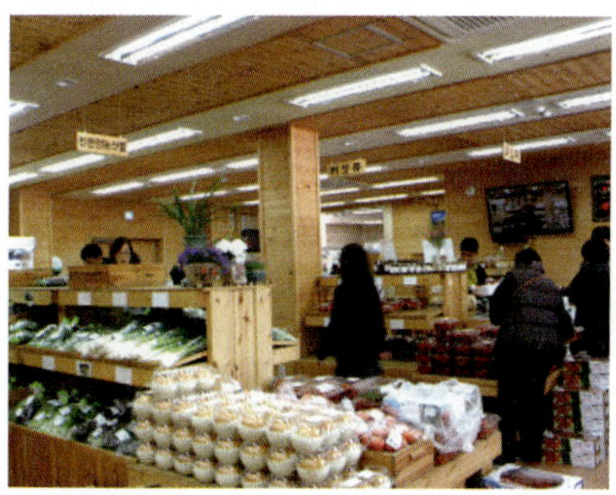

전북 완주 로컬푸드 직매장

출처 : http://m.blog.daum.net/happymimi030630/1059?np_nil_b=1

밀라노 도시 먹거리 정책협약은 서울과 뉴욕, 런던, 파리 등 62개국 163개 도시가 가입한 기구로 먹거리의 생산부터 소비까지 공정하고 지속가능한 방식으로 만들어 가자는 원칙 아래 매년 우수도시를 선정해 협약상을 주고 있다. 이 협약은 완주군의 '로컬푸드 직매장'과 '농가레스토랑', '학교 · 공공급식' 등의 사업을 높이 평가했다. 국제식량농업기구(FAO)의 웹사이트에서도 완주군의 로컬푸드정책을 우수사례로 소개하기도 했다.

완주군은 2008년 전국 처음으로 로컬푸드운동을 시작했으며, 초기 꾸러미 장터와 이동식 판매장을 운영해오다 2012년 4월 용진농협에 첫 직매장을 열었다. 현재 완주군은 12개 매장을 관리하며 공공급식사업을 벌이고 있다. 이를 통해 연간 600억 원 상당의 지역 농산물이 소비되고 있고, 2,000여 가족 농가에서는 매달 150만 원의 수입을 올리고 있다.

출처 : 국민일보(김용권 기자), http://news.kmib.co.kr

2) 일본

- 지산지소地產地消운동예 : 지역농림수산물 100% 날 선정, 지산지소 모델 타운 추진
- 지역에서 생산한 농산물을 지역에서 소비한다는 뜻
- 신선한 식품과 재료의 제공, 식량 자급률 향상, 지역 경제 활성화가 목적

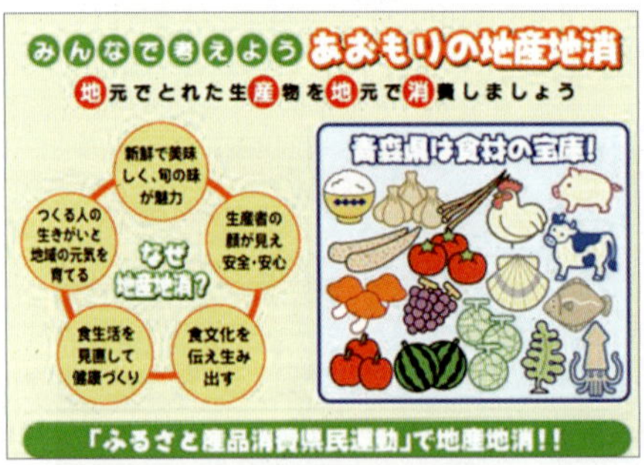
みんなで考えよう あおもりの地産地消
地元でとれた生産物を地元で消費しましょう
新鮮で美味しく、旬の味が魅力
生産者の顔が見え安全・安心
食文化を伝え生み出す
食生活を見直して健康づくり
つくる人の生きがいと地域の元気を育てる
なぜ地産地消?
青森県は食材の宝庫!
「ふるさと産品消費県民運動」で地産地消!!

:: 그림 15-1 일본 아오모리현의 지산지소 홍보물

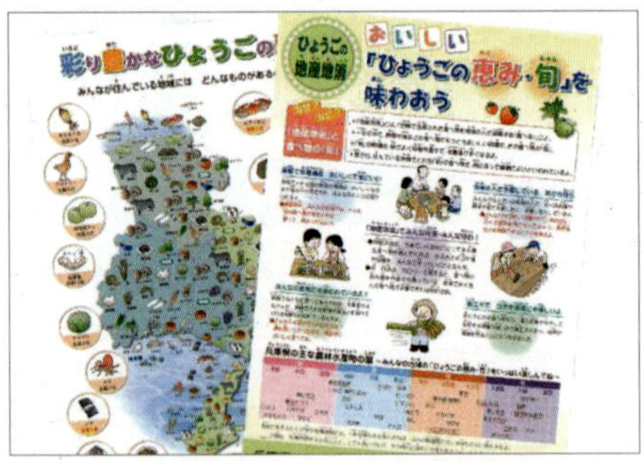
ひょうごの地産地消
おいしい
『ひょうごの恵み・旬』を味わおう

:: 그림 15-2 일본 효고현의 지산지소 홍보물

3) 미국

- 공동체 지원농업CSA, Community Supported Agriculture과 농민시장farmer's market이 미국 로컬푸드정책의 핵심
- 농민시장은 USDA의 제도적 · 재정적 지원으로 급속한 증가 추세에 있으며, 영양 보조 프로그램과 연계 운영

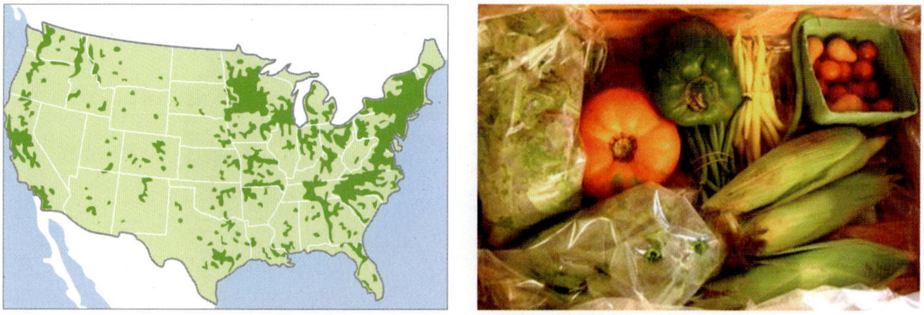

그림 15-3 미국의 CSA 농장현황과 CSA

- 1986년부터 시작된 공동체 지원 농업 프로그램은 생산자와 소비자가 1년 단위로 계약하는 회원제 직거래 시스템 확립

4) 북미(캐나다)

- 100마일16km 다이어트 운동
- 100마일 다이어트 소사이어티100mile Diet Society의 설립자인 앨리사Alisa와 제임스James에 의해 시작됨
- 사는 곳에서 100마일 반경 이내에서 생산된 것으로 만든 음식을 고집하는 생활방식

5) 영국

- 정부, 지방자치단체, 비영리단체NPO 등 사회의 다양한 주체들이 힘을 합친 거버넌스governance 구조로 협력체계 구축
- 런던푸드 TF 구성, 50km 이내 생산 전문 먹거리 농민장터 개최

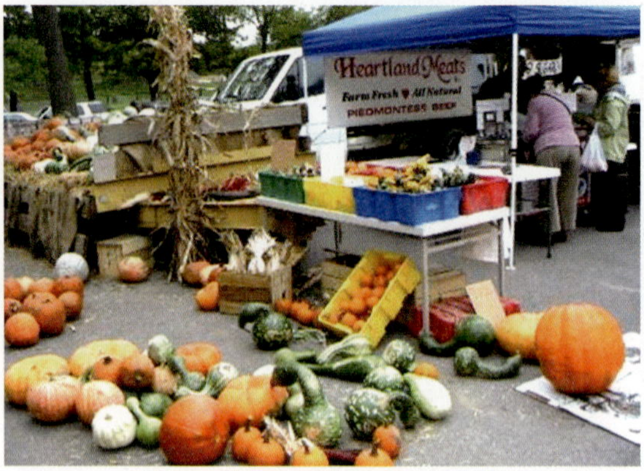

그림 15-4 영국도시의 농민장터

출처 : http://blog.naver.com/PostView.nhn?blogId=cronose88&logNo=30093794329&parentCategoryNo=&categoryNo=61&viewDate=&isShowPopularPosts=true&from=search

5. 로컬푸드의 장점

생산자가 아침에 수확한 농작물을 포장하여 당일 판매하는 것을 원칙으로 하며, 로컬푸드의 장점은 경제적 · 사회적 · 환경적 · 건강적인 부분으로 나눌 수 있으며, 내용은 표 15-2와 같다.

표 15-2 로컬푸드의 장점

구분	내용
경제적 효과	가족소농을 보호할 수 있다.
	지역경제 활성화로 농민소득이 증가하고 지역에 대한 애착이 생긴다.
	지역공동체 활성화의 효과를 얻을 수 있다.
사회적 효과	농촌에서 생산한 식품을 인근 도시에서 소비하므로 농촌과 도시가 함께 잘 살 수 있다.
	식량자급률을 높이는 데 도움이 된다.
	지역의 전통적인 식문화 유지 · 계승에 도움이 된다.

구분	내용
환경적 효과	푸드 마일리지가 감소한다.
	더 많은 포장에 사용하는 자원과 수송에 소비되는 에너지와 이산화탄소를 줄일 수 있다.
건강적 효과	제철식품을 신선할 때 구매하므로 건강하고 영양가가 높다.
	방부제, 보존제 등의 사용이 줄어 안전한 먹거리를 제공할 수 있다.

로커보어

로커보어locavore는 자기가 거주하는 지역과 가까운 거리에서 재배 · 사육된 먹거리를 소비하는 사람을 일컫는 말로 2007년 옥스퍼드사전의 올해의 단어로 등록되었고, 영어로 지역을 뜻하는 '로컬(local)'과 라틴어로 먹는다는 뜻을 가진 '보어(vore)'를 합성해 만든 신조어이다.

식품의 재배 주체가 주변에서 마주칠 수 있는 사람으로 믿을 수 있으며, 눈으로 재배과정을 직접 확인할 수 있으므로 안전한 먹거리를 즐길 수 있는 장점이 있다.

로커보어 관련 마케팅에 관심이 많아지면서 미국은 홀푸드마켓(WHOLE FOODS MARKET) 등 전문 유기농 유통업체가 등장하고 있으며, 영국의 유통업체인 테스코(Tesco)의 경우 지역 내 소규모 채소 재배 농가와 연계하여 농산물을 판매하는 시스템을 도입 · 활용하고 있다.

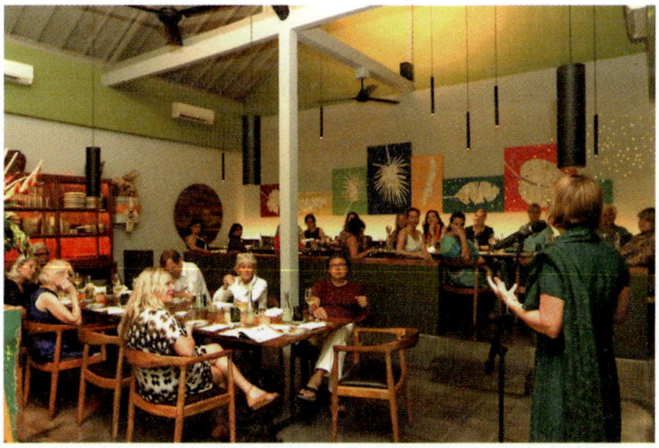

슬로푸드운동

Slow Food® Korea

슬로푸드slow food는 패스트푸드fast food에 대립하는 개념으로, 지역의 전통적인 식생활 문화나 식재료를 다시 확인하는 운동 또는 그 식품 자체를 가리키는 말이다. 1980년대 미국의 맥도날드가 로마의 명소인 에스파냐 광장에 문을 열게 되면서 이곳에서 판매하는 패스트푸드가 이탈리아의 식생활 문화를 망친다는 위기를 갖게 되면서 1986년 이탈리아 북부 피에몬테주 브라(Bra)에서 '슬로푸드 운동'이 시작되었다.

슬로푸드는 음식을 통해 우리의 생활에서 서두름이 없이 자연스럽게 생명의 리듬에 맞는 속도를 되찾고자 하는 운동이며, 먹을거리를 생산하는 사람과 그것을 소비하고 즐기는 사람 사이에 보이지 않는 유대감으로 공동체의식을 싹 틔어 삶의 질을 개선하고자 한다. 국제슬로푸드운동 선언문에서 '인류는 종이 소멸되는 위험에 처하기 전에 속도로부터 벗어나야 한다. 속도와 효율성이 도취한 흐름에 전염되지 않기 위해서 느리고 오래가는 기쁨과 즐거움을 적절하게 누려야 한다. 우리의 방어는 슬로푸드 식탁에서 시작되어야 한다'고 하였다. 슬로푸드운동은 슬로라이프를 추구하며 생활습관의 변화를 실천하고자 하는 운동으로 경쟁심과 이기심을 버리고 여유로운 식사와 습관, 문화, 생활이 한 궤도에 늘어서는 것이다. 또한 음식을 표준화하고 전통음식을 소멸시키는 패스트푸드에 대항하는 운동을 넘어 먹거리를 안전하게 생산하기 위한 영농방식, 생물학적 다양성 보호, 지구생태계 보호, 느리게 살기 운동까지도 모두 포함하는 의미를 갖는다.

슬로푸드는

1. 자연의 시간대로 자연에 순응하며 자란 무공해 먹거리이다.
2. 장거리 운송을 거치지 않은 농산물로 물리적 거리가 멀지 않고 생산자와 소비자 사이에 여러 단계를 거치지 않은 깨끗하고 신선한 농산물이다.
3. 시간과 노력을 들여 직접 다듬고 손질해 요리하는 음식으로 함께 음식준비를 하고 음식을 만들며 음식에 대해 생각하고 음식을 만든 사람에게 감사하고 느리게 음식을 음미하면서 먹는 것이다.
4. 과거 우리 조상들이 먹던 그대로의 음식으로 오랜 시간 묵혀 와 참맛을 느끼면서 먹는 김치, 고추장, 된장, 간장, 젓갈, 엿, 술 등이 대표적인 우리나라 슬로푸드이다.
5. 슬로푸드는 좋고(good), 깨끗하고clean, 공정한fair 음식을 위한 사회적 실천과 농촌 공동체 회복을 위한 교육과 연대, 생물종 다양성 보존활동을 하고 있다.

출처 : https://slowfoodkorea.tistory.com/ [국제슬로푸드한국협회 Slow Food Korea]

참고문헌

국민건강관리공단 일산병원 영양팀 비만 강의자료, 2010

권순자, 이정원, 구난숙, 신말식, 서정숙, 우미경, 송미. **웰빙 식생활**. 교문사, 2006

김미경, 권오란, 김지연, 전향숙, 김우선, 김주희, 정세원, 백주은, 곽진숙. **새로 쓰는 건강기능식품 길잡이**. 교문사, 2016

김미경, 왕수경, 신동순, 정해랑, 권오란, 배계현, 노경아, 박주연. **생활 속의 영양학**. 라이프사이언스, 2006

김미리, 김옥선, 손정우, 송미란, 최향숙, 최해연. **이해하기 쉬운 식품재료학**. 파워북, 2015

김선효 외, **다이어트와 건강체중**, 파워북, 2013

김현숙 외. **재미있는 영양 이야기**. 교문사, 2007

김현숙, 차연수, 이명숙, 신정희, 오세인, 류혜숙, 김진. **재미있는 영양이야기**. 교문사, 2007

대한 당뇨학회. 당뇨진료지침, 2015

류혜숙 외. **알수록 건강해지는 영양이야기**. 양서원, 2012

백재은, 배현주, 이경아, 류시현, 김옥선, 이영미, 권수연. **세계 식생활관리와 글로벌 음식문화**. 교문사, 2016

백희영 외. **건강을 위한 식생활과 건강**. 파워북, 2016

보건복지부. 2014 국민건강통계. 질병관리본부, 2015

보건복지부. 2015 한국인 영양소 섭취기준 요약본. 한국영양학회, 2016

서울대학교 환경대학원. 환경관리세미나, 2016

서정숙, 서광희, 이승교, 정현숙. **영양학**. 지구문화사, 2010

서정숙, 이해상, 이심열, 김경민, 김복희. **식생활관리**. 신광출판사, 2008

손숙미 외. **다이어트와 건강**. 교문사, 2010

손숙미 외. **다이어트와 체형관리**. 교문사, 2006

손숙미 외. **임상영양학**. 교문사, 2011

승정자 외. **영양과 식사관리**. 교문사, 2010

승정자, 김순경, 최미경, 김미현. **영양과 식사관리**. 교문사, 2009

신말식, 서정숙, 권순자, 우미경, 이경애, 송미영. **100세 시대를 위한 건강한 식생활**. 교문사, 2018

신말식, 최은옥, 김정인, 이경애, 현태선, 권종숙. **이해하기 쉬운 식품과 영양**. 파워북, 2016

이건순. **웰빙 식생활과 건강**. 라이프사이언스, 2008

이미숙, 김완수, 이선영, 현태선, 조진아. **리빙토픽 건강한 식생활**. 교문사, 2017

이미숙, 박영숙, 현화진, 김순경, 송은승, 이경애, 이선영, 현태선, 김희선, 윤은영. **리빙토픽 영양과 식생활**. 교문사, 2008

이미숙, 박영숙, 현화진, 김순경, 송은승, 이경애, 이선영, 현태선, 김희선, 윤은영. **영양과 식생활**. 교문사, 2005.

정영진, 김성애, 손천배, 김미리, 이선영, 육홍선. **식생활과 다이어트**. 파워북, 2008

정해정, 최일숙, 이영승, 최해연, 장윤혁, 주신윤. **실험으로 배우는 조리과학**. 라이프사이언스, 2017

최해연, 김학연, 윤혜려, 성정민, 김옥선, 권수연. **식품위생학 및 법규**. 파워북, 2017

최혜미 외. **21세기 영양학원리**. 교문사, 2011

최혜미 외. **교양인을 위한 영양과 건강이야기**. 교문사, 2011

최혜미, 박영숙, 이주희. **21세기 식생활관리**. 교문사, 2018

최혜미. **영양과 건강이야기**. 라이프사이언스, 2010

하애화, 최경희. **아동영양학**. 공동체, 2011

한영실. **우리가 정말 알아야 할 음식 상식 백 가지**. 현암사, 2002

헤롤드 맥기. **음식과 요리**. 도서출판 백년후, 2011

국가법령정보센터. 2018. 식품위생법 제2조(정의). http://www.law.go.kr

국립환경과학원 보도자료. 2012. '우리 밥상, '신토불이' 찾기 어려워졌다… 푸드마일리지 증가세'. http://www.nier.go.kr/NIER/cop/bbs/selectNoLoginBoardArticle.do?menuNo=16003&bbsId=BBSMSTR_000000000022&nttId=13148&Command=READ

노컷뉴스. 2019. '글로벌푸드'와 '로컬푸드'를 비교해봤다. https://www.nocutnews.co.kr/news/4883207

다음백과. 2018. 푸드 마일리지와 로컬푸드. http://100.daum.net/encyclopedia/view/24XXXXX59587

보건복지부. 2016. 정부, 건강한 식생활 위해「국민 공통 식생활 지침」제정. http://www.mohw.go.kr/react/al/sal0301vw.jsp?PAR_MENU_ID=04&MENU_ID=0403&CONT_SEQ=330959&page=1

보건복지부. 2016. 한국사람 10년 전보다 활동 줄고, 비만은 늘어 성인 남자 흡연율 39.3%로 '14년 대비 3.8%p 감소. http://www.mohw.go.kr/react/al/sal0301vw.jsp?PAR_MENU_ID=04&MENU_ID=0403&page=18&CONT_SEQ=335075

서울신문 최광숙 논설위원. 2011. 로커보어. http://www.seoul.co.kr/news/newsView.php?id=20110815031006#csidx8a0688824a59b1eab561ff45847553a

시사저널. 2016. 高카페인 에너지 음료 우리 아이를 죽음으로 내몬다. http://www.sisapress.com/journal/article/162566

식품안전나라 홈페이지. 2019. 건강기능식품정보. https://www.foodsafetykorea.go.kr/main.do

식품안전나라 홈페이지. 2019. 식품첨가물정보. https://www.foodsafetykorea.go.kr/main.do

식품안전나라. 2018. 식품첨가물. 건강기능식품. 영양표시. https://www.foodsafetykorea.go.kr/main.do

식품의약품안전처 소통협력과. 2018. 식품 및 식품첨가물 관련 표시사항 확인요령. https://blog.naver.com/foodwindow/220973883582

식품의약품안전처. 2018. 영양표시정보. https://www.mfds.go.kr/nutrition/index.do

식품의약품안전처 홈페이지. 2019. 알림 보도자료. http://www.mfds.go.kr/index.do

식품의약품안전처 홈페이지. 2019. 정책정보. http://www.mfds.go.kr/index.do

신아일보. 2014. 로컬푸드 운동 영국의 푸드마일리지에서 배우자!.http://www.shinailbo.co.kr

CODEX. 기능성 표시. Guidelines for Use of Nutrition and Health Claims, CAC/GL 23-1997, Rev. 1-2004

위키백과. 2019. 로컬푸드. https://ko.wikipedia.org/wiki/%EB%A1%9C%EC%BB%AC_%ED%91%B8%EB%93%9C

이데일리(강신우 기자). 2018. 7. 8. 건강기능식품 먹다 탈나면 '제품에 사례표시' 12월부터 시행. http://www.edaily.co.kr/news/news_detail.asp?newsId=01295606619272552&mediaCodeNo=257&OutLnkChk=Y

KB금융지주연구소. 2012. KB daily 지식비타민. 로컬푸드(local+food)에 대한 이해.https://www.kbfg.com/kbresearch/processFileDownloadManager.do?file_name

통계청 국가통계포털. 2019. http://kosis.kr/index/index.do

한국소비자원 보도자료. 2016. 에너지음료, 카페인 · 당류 함량 확인하고 마셔야 http://www.kca.go.kr/brd/m_32/view.do?seq=2162&multi_itm_seq=0

헤럴드경제. 2012. 건강한 식탁 만드는 '로커보어'. http://heraldk.com/2012/05/18/%EA%B1%B4%EA%B0%95%ED%95%9C-%EC%8B%9D%ED%83%81-%EB%A7%8C%EB%93%9C%EB%8A%94-%EB%A1%9C%EC%BB%A4%EB%B3%B4%EC%96%B4

찾아보기

ㅇ

저자소개

류혜숙 숙명여자대학교대학원 식품영양학전공(석사)
숙명여자대학교대학원 식품영양학전공(박사)
현재 상지대학교 보건과학대학 식품영양학과 교수
주요 저서 개정판 쉽게 배우는 영양판정. 수학사, 2011
보건영양학. 지구문화사, 2014
생활 속의 유기화학. 도서출판효일, 2016
식생활관리. 교문사 , 2016

김옥선 숙명여자대학교대학원 식품영양학전공(석사)
숙명여자대학교대학원 식품영양학전공(박사)
현재 장안대학교 건강과학부 식품영양학과 교수
주요 저서 아동영양학. 파워북, 2013
단체급식관리. 파워북, 2016
식품위생학 및 법규. 파워북, 2017
식품재료학. 파워북, 2018

최해연 숙명여자대학교대학원 식품영양학전공(석사)
숙명여자대학교대학원 식품영양학전공(박사)
현재 공주대학교 식품과학부 외식상품학과 교수
주요 저서 식품위생학 및 법규. 파워북, 2017
실험으로 배우는 조리과학. 라이프사이언스, 2017
식품재료학. 파워북, 2018

4차 산업시대의
식생활가이드
2019년 2월 21일 초판 인쇄
2019년 2월 26일 초판 발행

지은이 | 류혜숙 · 김옥선 · 최해연
발행인 | 유제구
발행처 | 도서출판 파워북
주 소 | 경기도 고양시 일산동구 호수로 358-25
동문타워2차 529호
전 화 | (02) 730-1412
F A X | (031) 908-1410
등 록 | 1997. 1. 31 제 2014-000067호
편 집 | 북스북스(hynho3196@nate.com)

정가 21,000원
ISBN 978-89-8160-393-9 (93590)